专家与您面对面

乳腺增生
与乳腺癌

主编／白秀萍 谢素萍 江 莉

U0206089

中国医药科技出版社

图书在版编目（CIP）数据

乳腺增生与乳腺癌 / 白秀萍，谢素萍，江莉主编 . -- 北京：中国医药科技出版社，2016.1

（专家与您面对面）

ISBN 978-7-5067-7647-9

Ⅰ. ①乳…　Ⅱ. ①白… ②谢… ③江…　Ⅲ. ①乳腺增生 - 防治 ②乳腺癌 - 防治　Ⅳ. ① R655.8 ② R737.9

中国版本图书馆 CIP 数据核字 (2015) 第 144651 号

专家与您面对面——乳腺增生与乳腺癌

美术编辑　陈君杞

版式设计　大隐设计

出版　中国医药科技出版社

地址　北京市海淀区文慧园北路甲 22 号

邮编　100082

电话　发行：010-62227427　邮购：010-62236938

网址　www.cmstp.com

规格　880×1230mm $\frac{1}{32}$

印张　5 $\frac{1}{4}$

字数　82 千

版次　2016 年 1 月第 1 版

印次　2017 年 8 月第 2 次印刷

印刷　北京九天众诚印刷有限公司

经销　全国各地新华书店

书号　ISBN 978-7-5067-7647-9

定价　19.80 元

本社图书如存在印装质量问题请与本社联系调换

内容提要

乳腺疾病怎么防？怎么治？本书从"未病先防，既病防变"的理念出发，分别从基础知识、发病信号、鉴别诊断、综合治疗、康复调养和预防保健六个方面进行介绍，告诉您关于乳腺疾病您需要知道的有多少，您能做的有哪些。

阅读本书，让您在全面了解乳腺增生与乳腺癌的基础上，能正确应对乳腺增生与乳腺癌的"防"与"治"。本书适合乳腺增生与乳腺癌患者及家属阅读参考，凡患者或家属可能存在的疑问，都能找到解答，带着问题找答案，犹如专家与您面对面。

专家与您面对面

丛书编委会（按姓氏笔画排序）

王 策	王建国	王海云	尤 蔚	牛 菲	牛胜德	牛换香
尹彩霞	申淑芳	史慧栋	付 涛	付丽珠	白秀萍	吕晓红
刘 凯	刘 颖	刘月梅	刘宇欣	刘红旗	刘彦才	刘艳清
刘德清	齐国海	江 莉	江荷叶	许兰芬	李书军	李贞福
张凤兰	张晓慧	周 萃	赵瑞清	段江曼	高福生	程 石
谢素萍	熊 露	魏保生				

前言

"健康是福"已经是人尽皆知的道理。有了健康，才有事业，才有未来，才有幸福；失去健康，就失去一切。那么什么是健康？健康包含三个方面的内容，身体好，没有疾病，即生理健康；心理平衡，始终保持良好的心理状态，即心理健康；个人和社会相协调，即社会适应能力强。健康不应以治病为本，因为治病花钱受罪，事倍功半，是下策。健康应以养生预防为本，省钱省力，事半功倍，乃是上策。

然而，污染的空气、恶化的水源、生活的压力等等，来自现实社会对健康的威胁却越来越令人担忧。没病之前，不知道如何保养，一旦患病，又不知道如何就医。基于这种现状，我们从"未病先防，既病防变"的理念出发，邀请众多医学专家编写了这套丛书。丛书本着一切为了健康的目标，遵循科学性、权威性、实用性、普及性的原则，简明扼要地介绍了100种疾病。旨在提高全民族的健康与身体素质，消除医学知识的不对等，把健康知识送到每一个家庭，帮助大家实现身心健康的理想。本套丛书的章节结构如下。

第一章 疾病扫盲——若想健康身体好，基础知识须知道；

第二章 发病信号——疾病总会露马脚，练就慧眼早明了；

第三章 诊断须知——确诊病症下对药，必要检查不可少；

第四章 治疗疾病——合理用药很重要，综合治疗效果好；

第五章 康复调养——三分治疗七分养，自我保健恢复早；

第六章 预防保健——运动饮食习惯好，远离疾病活到老。

按照以上结构，作者根据在临床工作中的实践体会，和就诊时患者经常提出的一些问题，对100种常见疾病做了系统的介绍，内容丰富，深入浅出，通俗易懂。通过阅读，能使读者在自己的努力下，进行自我保健，以增强体质，减少疾病；一旦患病，以利尽早发现，及时治疗，早日康复，将疾病带来的损害降至最低限度。一书在手，犹如请了一位与您面对面交谈的专家，可以随时为您答疑解惑。丛书不仅适合患者阅读，也适用于健康人群预防保健参考所需。限于水平与时间，不足之处在所难免，望广大读者批评、指正。

编者

2015 年 10 月

目录

第1章 **疾病扫盲**
——若想健康身体好，基础知识须知道

何谓乳腺增生病 / 2

乳腺增生病是如何引起的 / 3

何谓乳腺癌 / 4

乳腺癌发病率愈来愈高了吗 / 5

乳腺增生病与乳腺癌的关系 / 6

何谓乳头乳晕湿疹样癌 / 7

何谓炎性乳腺癌 / 8

为何有些乳房肿块会时而大、时而小 / 9

不伴疼痛的乳房肿块不要紧吗 / 10

哪些人容易患乳腺癌 / 11

乳腺癌的地区分布有何特点 / 11

乳腺癌病因性危险因素 / 13

乳腺癌的发生与月经、婚姻、生育及哺乳等因素有何关系 / 14

乳腺癌的发生与哪些内分泌激素有关 / 15

口服避孕药会导致乳腺癌的发生吗 / 15

良性乳腺病将来会发展成乳腺癌吗 / 16

乳腺癌会遗传吗 / 17

病毒与乳腺癌的发生有关吗 / 17

饮食因素与乳腺癌的发生有关吗 / 17

环境因素与乳腺癌的发生有关吗 / 18

精神因素与乳腺癌的发生有关吗 / 20

乳腺癌典型标本是什么样的 / 20

乳腺癌是不治之症吗 / 21

妊娠期或哺乳期也会得乳腺癌吗 / 21

第2章 发病信号
——疾病总会露马脚，练就慧眼早明了

乳头及乳晕部瘙痒、皮疹可能是癌的征兆吗 / 24

为何会出现一侧乳头抬高或回缩 / 25

乳房皮肤出现小"酒窝"或"橘皮"样变时意味着什么 / 26

乳腺增生病的临床表现如何 / 27

乳腺癌的临床表现 / 28

乳腺癌的肿块一般常见于什么部位 / 32

乳房里摸不到肿块却得了乳腺癌是怎么回事 / 33

乳腺癌的皮肤表现是如何的 / 33

乳腺癌乳头的改变 / 34

乳腺癌常见的转移方式 / 34

早期乳腺癌的临床特征 / 36

第3章 诊断须知
——确诊病症下对药，必要检查不可少

良性、恶性乳房肿块的鉴别要点 / 40

何时去看医生最合适 / 40

乳腺增生病的 X 线表现如何 / 42

乳腺癌的常见 X 线表现如何 / 42

何谓乳腺超声诊断 / 44

乳腺良性、恶性病变的声像图鉴别要点 / 45

多普勒彩色超声也能用于乳腺检查吗 / 46

乳腺疾病的近红外线图像表现 / 46

乳腺良性、恶性疾病的红外热像图 / 48

何谓纤维乳管内窥镜检查 / 49

CT 也能用于乳腺组织检查吗 / 50

磁共振乳腺检查是怎么回事 / 51

何谓乳腺细胞学检查 / 52

乳腺良性、恶性病变细胞学鉴别诊断要点 / 53

何谓乳腺癌联合诊断的最佳方案 / 54

癌基因、抑癌基因及其产物的检测对乳腺癌有什么意义 / 55

乳腺癌患者在手术后还需做哪些检查 / 56

乳腺增生病的诊断标准 / 57

乳腺增生病需与哪些病进行鉴别诊断 / 57

乳腺癌的诊断依据 / 59

乳腺癌的临床分期是怎样划分的 / 60

何谓国际 TNM 分期法 / 61

何谓乳腺癌的病理分期 / 64

乳腺癌的病理分级标准如何 / 66

如何根据组织学分级来判断 / 67

乳腺癌的不同病理类型 / 68

何谓乳腺癌的早期诊断 / 70

第4章 治疗疾病
　　——合理用药很重要，综合治疗效果好

乳腺增生病的治疗原则及疗效标准如何 / 72

治疗乳腺增生病的常用西药 / 73

乳腺增生病在什么情况下应进行手术治疗 / 75

中医怎样对乳腺增生病进行辨证论治 / 76

乳腺癌的治疗原则 / 77

何谓乳腺癌的综合治疗方法 / 79

乳腺癌手术的适应证 / 82

乳腺癌手术的禁忌证 / 83

乳腺癌手术的术前准备 / 85

乳腺癌手术的治疗方式 / 89

何谓乳腺癌的放射治疗 / 91

乳腺癌放射治疗的适应证有哪些 / 92

常见的放疗并发症有哪些 / 94

如何处理放疗并发症 / 94

何谓乳腺癌的化学治疗 / 95

乳腺癌的化疗方式 / 96

何谓乳腺癌的新辅助化疗 / 98

何谓乳腺癌的保驾化疗 / 99

乳腺癌的单一化疗药物 / 100

常见的化疗毒副反应 / 102

乳腺癌的内分泌治疗方式 / 104

常用的预防性去势方法 / 105

用于治疗乳腺癌的激素类药物 / 107

常用的抗雌激素药物 / 107

雌激素合成抑制剂治疗乳腺癌的机制 / 108

何谓乳腺癌的免疫疗法 / 109

中医怎样对乳腺癌进行辨证论治 / 111

可以用于治疗乳腺癌的中成药 / 112

常用于治疗乳腺癌的单方、验方 / 113

对晚期乳腺癌患者应如何综合治疗 / 113

第5章　**康复调养**
　　——三分治疗七分养，自我保健恢复早

患有乳腺增生病的女性应注意些什么 / 116

如何根据临床情况来判断乳腺癌的预后 / 117

如何根据病理类型来判断乳腺癌的预后 / 119

乳腺癌的临床治愈是指什么 / 121

如何在日常生活中注意乳房的保健 / 122

更年期妇女服用激素替代剂会导致乳腺癌吗 / 123

如何进行乳腺癌防癌普查 / 124

如果您属于乳腺癌"高危人群"该怎么办 / 125

良性乳腺病患者应如何进行自我保健 / 127

乳腺癌患者应如何看待自己的疾病 / 128

乳腺癌患者手术后应注意些什么 / 129

如何看待及使用治疗乳腺癌的偏方、验方及气功等方法 / 130

乳腺癌患者能结婚、生育吗 / 132

如何预防乳腺癌的复发 / 133

乳腺癌患者的家属应当注意些什么 / 134

何谓乳腺癌癌前病变 / 135

癌前病变一定能发展成癌吗 / 136

如何实现乳腺癌的早期诊断 / 137

第6章 预防保健
——运动饮食习惯好，远离疾病活到老

饮食中注意些什么可使乳房更健美 / 144

哪些身体锻炼可使乳房更健美 / 144

性生活对乳腺的影响 / 145

中年妇女乳房保健应注意些什么 / 146

老年妇女怎样进行乳房保健 / 147

如何做乳腺的自我检查 / 148

如何安排乳腺癌患者的饮食起居 / 151

怎样对乳腺癌患者进行术后护理 / 152

怎样对晚期乳腺癌患者进行护理 / 153

第 1 章

疾病扫盲

若想健康身体好，基础知识须知道

何谓乳腺增生病

乳腺增生病既非肿瘤，亦非炎症，而是乳腺导管和小叶在结构上的退行性和进行性变化。其命名颇为混乱，如慢性纤维囊性乳腺病、乳腺良性上皮增生病、乳腺小叶增生症、乳痛症、乳腺腺病、乳腺结构不良症等等。以上这些病名反映了本病病理变化的不同方面和不同程度，但其基本病理变化均为乳腺上皮细胞数目不正常及非生理性增加。为了避免这种命名上的混乱，使本病名称趋于一致，1978 年全国肿瘤防治研究办公室将其定名为"乳腺增生病"。

乳腺增生病是最常见的乳房疾病，其发病率占乳腺疾病的首位。有报道认为，在城市妇女中，每 20 人就有 1 人可能在绝经前发现此病。乳腺增生病可发生于青春期后任何年龄的女性，但以 30 ~ 50 岁的中青年妇女最为常见。其主要临床特征为乳房肿块和乳房疼痛，一般常于月经前期加重，行经后减轻。由于乳腺增生病重的一小部分以后有发展成为乳腺癌的可能性，所以有人认为乳腺增生病为乳腺癌的"癌前病变"。

乳腺增生病属于中医的"乳癖"范畴。"乳癖"是形容气机不畅，在乳房部出现胀满疼痛，具有症情时缓时剧、疼痛时轻时重等特点。

《疡科心得集》中是这样描述的："有乳中结核，形如丸卵，不疼痛，不发寒热，皮色不变，其核随喜怒而消长，此名乳癖。"既描述了肿块的特点，又指出了乳腺增生病与情志变化的关系。

乳腺增生病是如何引起的

乳腺增生病的发病原因主要是由于内分泌激素失调所致，这一点已是学术界的共识。但是，究竟哪些激素在什么样的环境下发生了怎样的失调，尚无统一而明确的认识。

比较经典的病因学说是，雌激素与孕激素平衡失调，表现为黄体期孕激素分泌减少，雌激素的量相对增多，致使雌激素长期刺激乳腺组织，而缺乏孕激素的节制与保护作用，乳腺导管和小叶在周而复始的月经周期中，增生过渡而复旧不全，从而导致乳腺增生病的发生。近年来，许多学者认为，催乳素升高也是引起乳腺增生病的一个重要因素。此外，有研究表明，激素受体在乳腺增生病发病过程中也起着重要作用。

那么究竟是何种原因导致的内分泌激素紊乱呢？一般认为，神经、免疫及微量元素等多种因素均可造成机体各种内分泌激素的失衡。人生存的外部环境、工作及生活条件、人际关系、各种压力造成的神经精神因素等均可使人体的内环境发生改变，从而影响内分泌系统的功能，进而使某一种或几种激素的分泌出现异常。比如，在长期的紧张焦虑状态下，阿片能张力增高，神经传递介质环境改变，发生雌激素／多巴胺不协调，导致催乳素分泌增加，而可能引起或加重乳腺增生病。

中医学认为肝肾两经与乳房关系最密切，其次是冲任两脉。肝郁气滞、情志内伤在乳癖的发病过程中有重要影响。平素情志抑郁，气滞不舒，气血周流失度，蕴结于乳房胃络，乳络经脉阻塞不通，不通则痛而引起乳房疼痛；肝气横逆犯胃，脾失健运，痰浊内生，气滞血瘀挟痰结聚为核，循经留聚乳中，故乳中结块。肝肾不足，冲任失调也是引起乳癖的重要原因。肾为五脏之本，肾气化生天癸，天癸激发冲任，冲任下起胞宫，上连乳房，冲任之气血，上行为乳，下行为经。若肾气不足，冲任失调，气血滞，积瘀聚于乳房、胞宫，或乳房疼痛而结块，或月事紊乱失调。

何谓乳腺癌

乳腺癌是发生在乳房腺上皮组织的恶性肿瘤，是一种严重影响妇女身心健康甚至危及生命的最常见的恶性肿瘤之一。乳腺癌男性罕见。乳腺癌是乳房腺上皮细胞在多种致癌因子作用下，发生了基因突变，致使细胞增生失控。由于癌细胞的生物行为发生了改变，呈现出无序、无限制的恶性增生。它的组织学表现形式是大量的幼稚化的癌细胞无限增殖和无序状地拥挤成团，挤压并侵蚀破坏周围的正常组织，破坏乳房的正常组织结构。

乳腺癌的防治原则同所有癌症一样，应当争取早期发现，早期治疗。在日常生活中，坚持科学的乳房保健、乳腺自我检查和定期接受医疗专业人员的检查是十分必要的。

乳腺癌发病率愈来愈高了吗

国际抗癌协会（IARC）公布的统计资料表明，乳腺癌在全世界大多数地区的发病率有逐年增高的趋势，目前已经成为女性发病率最高的恶性肿瘤。

尽管我国与其他国家和地区相比较，尚属于乳腺癌低发地区，但是乳腺癌的发病率也处于上升阶段。

尤其引人注意的统计数字是，50岁以下年龄组人群的发病率增加更为明显。

乳腺增生病与乳腺癌的关系

乳腺增生病与乳腺癌之间存在着确切的联系。

（1）共同的流行病学特征。乳腺增生病与乳腺癌在流行病学上有许多共同特征，两者发病的危险因素相同之处多于不同之处，如月经初潮早、绝经迟、首胎年龄大、胎次少、受教育程度高等。说明两者之间确实存在着一些内在的联系。

（2）中医病因病机的联系。中医学认为，乳腺增生病（乳癖）与乳腺癌（乳岩）的病因病机具有相同的部分，如冲任不调，肝气郁结，气滞血瘀痰凝，经络气血阻塞，结于乳房而成肿块等，只是两者有程度上的不同。《外科真诠》指出，"乳癖，年少气盛，患一二载者，可消散；若老年气衰，患经数载者不治。宜节饮食，息恼怒，庶免乳癌之变"。因此，从中医防病治病的角度讲，患有乳癖者应积极治疗，调整机体的气血阴阳，防止疾病进一步发展而成乳岩。

（3）临床联系。乳腺增生病与乳腺癌在临床方面的联系首先表现为两者在发病上的联系，如乳腺癌患者中的一部分曾患有乳腺增生病，这可能说明乳腺癌由乳腺增生病恶变而来；亦可能是同一患者先患有乳腺增生病，而随着年龄的增长以后又患了乳腺癌。两者在临床表现上也具有一定程度的联系，如均可表现为乳房肿块或腺体增厚、乳头溢液等。

（4）病理上的联系。研究表明，乳腺增生病与乳腺癌在组织学上有一定的联系。其中，上皮增生特别是导管和小叶的非典型增生，是乳腺组织的正常上皮发展到癌的一个必经之路，因此两者之间在组织发生上具有相关性。此外，一些学者在乳腺原位癌旁找到异型导管和小叶，也为两者组织学上的联系提供了很好的证据。但是，多数学者认为，乳腺增生病中的小叶增生及腺病，不伴有明显的上皮增生者，一般不会发展为癌。

总之，乳腺增生病中的一部分可发生恶变而成乳腺癌，对此应给予足够重视。其中，乳腺增生病中肉眼可见的大囊肿病，重度不典型性导管或小叶增生，导管上皮的汗腺化生，多发性导管内乳头状瘤（导管内乳头状瘤病）等恶变为乳腺癌的危险性大，故有人称为癌前期病变。因此凡患有乳腺增生病中的上述类型者要注意定期复查，必要时应行手术治疗。

何谓乳头乳晕湿疹样癌

乳头乳晕湿疹样癌也称为"佩吉特病"，是发生在乳头部位的恶性肿瘤，是一种特殊类型的乳腺癌。比较少见，约占乳腺癌总数的 0.7% ~ 3%。由乳头表皮细胞原位恶变而来，与深部乳腺组织的癌瘤无关。

临床表现很像慢性湿疹。多数患者常以乳头局部奇痒或轻微灼痛而就诊。可见患者的乳头、乳晕部位皮肤发红，轻度糜烂，有浆液性渗出而潮湿，有时还覆盖黄褐色鳞屑状痂皮，病变皮肤变硬、增厚，与正常皮肤分界清楚。乳头和乳晕部皮肤糜烂经外敷药物处理后，可一时好转，但很快又复发。鉴别诊断主要依靠病变部位皮肤的病理组织活检，因此应做多点的活检取材。典型病例的乳头溢液涂片做病理观察时，可以找到发生恶变的细胞。由于该病在早期与慢性湿疹和接触性皮炎之间较难鉴别，因此对乳头、乳晕的慢性皮肤病变，经 2 周以上治疗无明显好转或虽好转但反复发作的患者，应高度警惕。

何谓炎性乳腺癌

炎性乳腺癌是乳腺癌发病过程中一个特殊病变，可发生于各种类型的乳腺癌中，无病理组织类型的特殊性。炎性乳腺癌往往发病急骤，患者多数以乳房皮肤的红、肿、热、痛、压痛等乳房炎性症状而就诊，仅有 50% 左右患者自述伴有肿块。炎性乳腺癌的体征，常见乳房弥漫性或局限性皮肤硬化、变厚、表面不平，皮肤水肿似橘皮样，可有卫星结节。皮肤最初呈粉红色，很快变成瘀血样紫红色，呈丹毒样改变。乳房迅速增大，皮温增高，触之韧感，常见乳头干裂、结痂和内陷。

炎性乳腺癌的转移发生率高达 30% ~ 40%，因此此类型乳腺癌患者的预后不好。单纯手术治疗的 5 年生存率低于 10%，中位生存期为 12 ~ 32 个月。单纯放疗或放疗加手术治疗的中位生存期也仅为 4 ~ 29 个月。单纯激素治疗的中位生存期也未见明显延长。无论放射治疗或手术治疗，大多数患者在诊断后几个月内均死亡于远处转移。为此，医学专家设计了综合治疗方案：诱导化疗——局部治疗（放疗或手术）——全身化疗。

为何有些乳房肿块会时而大、时而小

有些细心的患者也许会发现，自己的乳房肿块会时而大、时而小，肿块大了时会很恐慌，害怕自己是不是得了癌；而过几天肿块又小了，甚至摸不到了，便以为是肿块已经没有了。其实，这正是说明您所患的乳房肿块是由于乳腺的增生性改变造成的。由于乳房肿块也受内分泌激素的影响，因此在每一个月经周期中，肿块都会随着整个乳房的变化而改变，表现为经前期肿块较大、变硬，触痛明显，严重时甚至不可触碰；月经过后，肿块又有所缩小、变软，触痛也大为减轻。

另外，还需说明的是，有些患者的乳腺增生病或乳腺纤维腺瘤等良性乳房肿块，在妊娠期、哺乳期，由于体内雌性激素水平的骤然升高，可能会在较短的时间内突然增大，妊娠期、哺乳期过后，又会有所缩小。但需警惕良性乳房肿块恶变的可能。一般来讲，如果肿块呈急进性增长，甚至直径逾 5 ~ 6cm 仍不停止生长，则应考虑予以手术切除。

不伴疼痛的乳房肿块不要紧吗

有些患者对乳房病的认识存在误区，认为自己乳房上长一个"小疙瘩"，不疼不痒，不用去管它，只有觉得疼痛了才是生了病，其实这是错误的。与此相反，临床上，愈是不痛的乳房肿块，愈应予以重视。因为无痛性的乳房肿块恰恰是乳腺癌的特征之一。

哪些人容易患乳腺癌

乳腺癌发病的人群特点是：居住在城市；所在地区的纬度偏高（或在北美、北欧地区长期生活）；年龄在35岁以上（尤其是老年妇女）；无婚姻史；未生育或初次生产的年龄在30岁以上；形体肥胖；月经初潮年龄小于12岁，或绝经年龄晚；有乳腺其他良性肿瘤史；乳腺组织增生；有乳腺癌家族史；长期多次或一次大剂量X线照射史；长期精神压抑或剧烈精神刺激。

在日常生活中，乳腺癌的高发人群大多与多种致癌相关因素的长时间多次反复刺激有关，或者接受了超剂量的致癌因素的作用（如大剂量X线照射）。单一因素和偶然的弱性刺激与乳腺癌发病没有相关性。

乳腺癌的地区分布有何特点

乳腺癌的发病有比较明显的地区性分布特色。从全球分布看，地理纬度越高发病率越高。大多数亚洲、非洲国家属于低发地区；欧洲南部、南美洲属于中发地区；北美洲、北欧属于高发区。我国的乳腺癌发病率属于低发地区。

在同一国家或同一纬度地区，其发病率也不全相同，一般而言城市高于农村。据我国不完全统计资料显示：上海、北京、天津三大城市乳腺癌发病率和死亡率几乎是西藏、青海地区的 3 ~ 4 倍。

国外学者研究了同种族移民的乳腺癌发病率，发现同一种族人群，乳腺癌发病率可因移居而发生变化。移居美国大陆和夏威夷群岛的中国人及日本人乳腺癌的发病率，在第二代、第三代明显高于仍然生活在原国籍的妇女，接近移居当地人的水平；出生在欧洲和美洲的犹太妇女乳腺癌发病率比所在国出生的妇女高，而出生于非洲、亚洲的犹太妇女其乳腺癌发病率则较低。从高发区移居低发区，或从低发区移居高发区，在第二代、第三代后裔身上均可体现出乳腺癌发病率向移居国当地人的平均水平方向发展。不同地区的环境因素对乳腺癌发病有着重要的影响。

通过以上资料可以看出，除了地理位置所具有的磁场、气候等因素的影响之外，地区的生活环境和生活习惯也是与乳腺癌发病率直接相关的重要因素。因此，改变某些不良生活习惯和改善不良生活环境对降低乳腺癌的发病具有重要的意义。

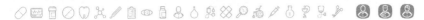

乳腺癌病因性危险因素

（1）内分泌因素。内分泌激素的水平及活性在乳腺癌的发生中起重要作用。大量的研究结果表明，卵巢内分泌激素、垂体分泌的催乳素、雄激素、肾上腺皮质激素及甲状腺激素等激素分泌量及节律的改变，以及激素之间比率的失衡等可能与乳腺癌的发生有关，但其作用环节、作用程度等尚不清楚。

（2）遗传因素。乳腺癌的发生具有明显的种族差异，如美国同一地区白人女性较黑人女性乳腺癌发病率高；乳腺癌也具有明显的家族聚集性趋势，如乳腺癌患者的亲属罹患乳腺癌的危险性是正常人群的 4 ~ 9 倍，亲属患癌的年龄愈小，危险性愈大；受累人愈多，危险性愈高。

（3）临床因素。既往有良性乳腺疾病史可使以后患乳腺癌的危险性增加，特别是乳腺增生病中的非典型性增生与乳腺癌的发生关系密切。乳腺或其他脏器原发癌史也可能增加患乳腺癌危险性。特别是一侧患乳腺癌后，另一侧患乳腺癌的危险性增加 5 倍以上。患乳腺癌后，体内发生其他肿瘤的概率也相应增加。另有报道各种原因引起的乳腺瘢痕较易发生乳腺癌。

（4）病毒因素。病毒可能与乳腺癌的发生有关，但目前有关病毒在人乳腺癌发生上的作用尚存在着争议。

（5）其他因素。如环境行为因素、精神因素、肥胖和高脂肪饮食、电离辐射及化学制品等等，均与乳腺癌的发生有直接或间接的联系。

乳腺癌的发生与月经、婚姻、生育及哺乳等因素有何关系

月经初潮年龄越早，绝经越晚，乳腺接受雌激素作用的时间越长，因而发生乳腺癌的机会也越多。统计数据表明，月经初潮年龄每提前 4 ~ 5 岁，患乳腺癌的概率就增加 1 倍；初潮年龄在 13 ~ 15 岁以上者，患乳腺癌的机会要比 12 岁以下者少 20%。绝经期在 55 岁以下者，乳腺癌的发病率则较低。

结婚年龄较早、婚姻维持时间较长者，比独身、结婚迟、婚姻维持时间短者发病率低。生育过多的妇女比未生育过的妇女患乳腺癌的危险性小。35 岁以上首次生育的妇女或 35 岁以上未育的妇女患乳腺癌的机会较多。此外，有学者认为，初产前的早期流产可能增加患乳腺癌的危险性。哺乳次数和时间少的妇女患乳腺癌的机会要比经常哺乳者高。

⬢ 乳腺癌的发生与哪些内分泌激素有关

雌激素及催乳素等内分泌激素与乳腺癌的发生关系密切。及时调节治疗妇女的内分泌功能紊乱，对预防乳腺癌的发生具有积极的意义。

⬢ 口服避孕药会导致乳腺癌的发生吗

口服避孕药与乳腺癌有一定的相关性。

（1）在35岁以前服用者比35岁以后服用者乳腺癌的发病率高。

（2）乳腺癌低发区服用药物的妇女较高发区危险性更高。

（3）生育者服用避孕药比不生育者相对危险度值高。

（4）服用避孕药的低社会阶层妇女比高社会阶层妇女发病率高。

（5）第一次服用后再间隔若干年，不增加乳腺癌的危险性；而持续服用或近期服用者则增加危险性。

此项研究发现：发病率在35岁以前这种趋势有所上升。在低发区还首次观察到：服用避孕药后，随着停药时间的延长，乳腺癌危险性也在下降；但是妇女在第一胎分娩之后，服用避孕药时间愈长，患乳腺癌的危险性愈高。

尽管以上结论是在对长期服用避孕药物的妇女追踪性调查基础上得出的，但由于观察的人数少和地区局限等问题，并不能真实地反映客观的全部情况，所反映的仅仅是一种趋势。大多数学者并不认为避孕药物对乳腺癌的发病有直接影响。

良性乳腺病将来会发展成乳腺癌吗

乳腺增生病是因内分泌功能紊乱引起的良性病变，绝大多数乳腺增生并不是癌前病变。其本质既非炎症，又非肿瘤，而是乳腺正常结构的错乱，仅有极少数病例可以演变成肿瘤性增生。乳腺纤维腺瘤一般极少发生恶变。因此，患有乳腺良性疾病的患者，只要在医生的指导下，积极调整内分泌功能，治疗良性乳腺病，大部分可以治愈，很少有发展成乳腺癌者，因此不必顾虑重重。如果思想负担沉重，会加重内分泌的紊乱，反而给治疗增加了不必要的困难。

但是值得注意的是，患有不典型性乳腺增生、乳腺导管内乳头状瘤病以及乳房大囊肿等乳房疾病时，应高度警惕其恶变的可能，因为这些病变被学术界公认具有较高的恶变率。

乳腺癌会遗传吗

乳腺癌的家族聚集倾向，可能与遗传因素和环境因素都有关，用单一的遗传因素或者环境因素都不能圆满地解释乳腺癌在家族中的聚集倾向。但对于一级亲属中有患乳腺癌的妇女，经常性的乳房检查是必要和稳妥的。

病毒与乳腺癌的发生有关吗

病毒能否诱发人患乳腺癌尚缺乏客观依据，还仅仅是作为一个问题有待人们做进一步地研究。

饮食因素与乳腺癌的发生有关吗

流行病学研究发现，乳腺癌的死亡率与该地区的人均年脂肪消耗量呈正相关。另外饮酒对那些绝经后的妇女，饮酒量每日 ≥ 15g，或者是曾用雌激素的妇女，均有增加乳腺癌危险性的报道。咖啡饮料与乳腺癌有无关联研究的结论不一，多数研究认为它们之间没有关联。

究竟是体重影响乳腺癌危险性，还是脂肪过量影响乳腺癌危险性，现在还不十分清楚。但是老年妇女适当控制体重，少食肉类、煎蛋、黄油、奶酪和动物脂肪，总是有益无害的。

通过对乳腺癌低发地区的人群饮食构成的研究发现，其中鱼类蛋白、维生素 D 可能对乳腺癌有保护作用。Lscovicl 等运用病例对照的方法专门研究整个食谱对乳腺癌影响的相关性。研究的种类，有肉类、蔬菜、水果、饮料等。结果证明食物中有肉类、煎蛋、黄油、奶酪、谷物、甜食、动物脂肪可增加乳腺癌危险性；而绿色蔬菜、水果、鲜鱼、奶制品可减少乳腺癌危险性。

环境因素与乳腺癌的发生有关吗

乳腺癌的发病率与接受太阳光的照射强度呈负相关。就是说受到太阳辐射越强的地区，乳腺癌的发病率较低；而接受太阳辐射热能越少的地域，乳腺癌的发病率反而较高。

环境因素与乳腺癌的关系还表现在生活水平上，生活条件也与乳腺癌发病率有一定的关系。总的来讲，经济发达地区高于贫困地区，城市高于农村。在我国上海、北京、天津三大都市女性乳腺癌发病率和死亡率几乎是西藏、青海地区的 3 ~ 4 倍。经济发达地区和生活水平高的人群的乳腺癌发病率高，可能与其摄入脂肪饮食过剩有关。

目前已经肯定的事实是接触电离辐射可以增加肿瘤发病率。肿瘤是人和动物在接受射线照射后最严重的远期病理变化。从乳腺暴露射线到发生乳腺癌通常有10～15年的潜伏期，最短潜伏期为5年。一般来讲，年轻人受到照射后发生乳腺癌的潜伏期较老年人长。

最近的研究使人们更详细地了解二者之间的联系。女性的乳腺在其一生中有两个放射敏感期：第一个敏感期是妇女初产前期，这个时期刚好是初潮年龄即10～19岁；第二个敏感期是哺乳期。在第一次妊娠时暴露于射线的危险性比在此之前和之后要高。未生育的妇女乳腺暴露于射线而产生的乳腺癌的危险性要比曾生育的妇女高。总之，经期、妊娠期对放射线均敏感，应尽量避免。

另一方面辐射的危险程度还取决于接受射线的剂量。多次小剂量暴露的危险性与相同剂量一次暴露的危险性相同。因为低剂量多次暴露在射线中有辐射剂量的积累效应。

环境是人类赖以生存的空间，对人的健康起着至关重要的作用。影响环境变化的因素，既有天然因素（如火山爆发、地震等），也有人为因素（如化学污染、放射线污染等）。为了全人类的健康，人们应当努力改善生存环境，养成良好的生活习惯，减少恶劣环境给人体造成的影响和破坏。

精神因素与乳腺癌的发生有关吗

精神因素与癌症的关系越来越受到人们的重视。随着生物医学模式向"生物－心理－社会医学模式"转变，精神因素与癌症的关系越来越受到人们的普遍重视。无论从预防还是从治疗的角度看，保持良好的心理状态、培养良好的心理素质、积极治疗各种心理创伤是预防乳腺癌和所有癌症，以及防治各种疾病的重要手段。

乳腺癌典型标本是什么样的

乳腺癌中最为常见的是乳腺的浸润性癌。肉眼所见其外观一般颜色晦暗，质地坚硬，可向周围腺体浸润。浸润性导管癌瘤体结节状，与周围组织边界不清，无包膜，切面灰白色或褐色，质硬，较少出现坏死及出血。浸润性导管癌中的单纯癌表现为质硬，无弹性，容易切开，其剖面稍凹陷，可见肿瘤与间质的放射状混杂；硬癌因纤维间质成分较多而瘤体甚硬，剖面内陷，癌肿边缘如蟹足样向周围组织浸润；粉刺样癌病变范围较广，剖面可见散在的黄白色癌灶，并可挤出黄色泥样物。浸润性小叶癌肿块圆形、盘状或不规则形，质地坚实，似橡皮，边界不清，剖面呈灰白色，可见瘤组织放射状伸入周围组织，常与皮肤或乳头粘连而形成特殊的皮肤和乳头改变。髓样癌体积较大，呈膨胀性生长，边界较清楚，切面呈灰白或灰红色，质细，可伴有出血或坏死。黏液癌包膜不明显，切面灰白色，可见红棕色或浅灰色半透明样胶冻物。乳头状癌在扩张的管腔或囊腔内可见棕红色乳头状新生物生长，质地较软，囊壁常有增厚及癌组织浸润区。

乳腺癌是不治之症吗

乳腺癌并非像人们所想象的那样可怕，是"不治之症"，只要能够较早期地发现并予以适当地治疗，其中许多病例是可以获得治愈的。

妊娠期或哺乳期也会得乳腺癌吗

乳腺癌发生在妊娠期和哺乳期内的称为妊娠哺乳期乳腺癌。肿瘤生物学研究数据表明，乳腺癌由单个细胞突变开始至发展到能够被发现的大小（＞5mm）时，一般需要数年的时间。因而妊娠哺乳期乳腺癌的概念，确切说应当是乳腺癌在增殖发展中"巧遇"到了妊娠期和哺乳期。

第 2 章

发病信号

疾病总会露马脚，练就慧眼早明了

乳头及乳晕部瘙痒、皮疹可能是癌的征兆吗

有些患者乳房部可能还没有发现明确肿块，仅仅是乳头及乳晕部瘙痒、皮疹，看起来像湿疹一样，其实这也可能是患了一种特殊的癌，即佩吉特病，也就是湿疹样乳癌。所以，不要忽略了这个小小的皮肤上的变化。

当然，乳头乳晕部的湿疹样改变，不一定都是癌，其中有些就是单纯的湿疹。那么，什么样的情况应引起特别警惕呢？一般来讲，如果单侧的乳头乳晕部发生湿疹样改变，且经久不愈者，则湿疹样癌的可能性大。其主要表现为初起乳头奇痒或轻度灼痛，继之乳头乳晕的皮肤发红，出现轻度糜烂，表面常有黄褐色或灰色的鳞屑状痂皮附着，病变区域皮肤粗糙，增厚而坚硬，与周围分界清楚，以后还可发生患侧乳头凹陷或糜烂腐蚀，或于乳房内可触及质硬之肿块。

在湿疹样乳癌的较早期，即病变仅仅局限于乳头乳晕部，乳房内尚未触及肿块时行患侧乳房单纯切除，则治疗效果尚好；而若是待乳房内肿块已经形成，则预后就较差了，必须行乳癌根治术。因此，在病变尚处于乳头乳晕的湿疹样改变的初期，即予以及时诊断治疗，

是获得较好预后的关键。临床对经治疗 2 周以上无效的乳头乳晕部的皮肤损害应考虑作活检，以明确诊断。

为何会出现一侧乳头抬高或回缩

通过自我检查，或在专科医生处检查时发现新近出现的一侧乳头抬高或回缩，应该引起高度重视，因为单侧的乳头抬高或回缩通常是恶性病变造成的。

当乳腺癌病灶侵犯到乳头或乳晕下区时，乳腺的纤维组织和导管系统可因肿瘤侵犯而缩短，牵拉乳头，使乳头偏向、回缩或凹陷。有时，因乳房内纤维组织的挛缩，使整个乳房抬高，两侧乳头则不在同一水平线上。当上述体征不明显时，可做弯腰试验，即嘱患者上身前倾，两臂向前伸直，使乳房下垂，则可见到患侧乳头由于纤维组织牵拉而抬高。

如果肿瘤病灶位于乳头深面或距乳头较近时，较早期即可出现乳头回缩；而如果肿瘤位于乳腺的边缘区域或位于深部乳腺组织内，因癌瘤侵犯大乳管，使大导管出现硬化、挛缩，从而引起乳头出现抬高、回缩，甚至固定，说明乳腺癌已至较晚期。

乳房皮肤出现小"酒窝"或"橘皮"样变时意味着什么

乳房部皮肤有时会出现一个小凹陷，就像一个小酒窝一样，称之为"酒窝征"。有时乳房部皮肤还出现许多小点状凹陷，就像橘子皮一样，称之为"橘皮征"。那么，"酒窝征"与"橘皮征"是怎样出现的呢？这种皮肤改变意味着什么呢？

乳腺位于皮下浅筋膜的浅层与深层之间。浅筋膜伸向乳腺组织内形成条索状的小叶间隔，一端连于胸肌筋膜，另一端连于皮肤，将乳腺腺体固定在胸部的皮下组织之中。这些起支持作用和固定乳房位置的纤维结缔组织称为乳房悬韧带或 Cooper 韧带。当乳腺癌侵犯 Cooper 韧带时会使该韧带缩短而牵拉皮肤，使皮肤下陷，出现"酒窝征"。"酒窝征"虽然也是肿瘤侵犯皮肤的结果，但并非都是乳腺癌晚期的表现，如发生在末端导管和腺泡上皮的乳腺癌，与皮肤较近，较易出现这种现象，可为乳腺癌较早期的临床表现之一。当肿瘤较小时，引起极轻度的皮肤粘连，由于十分轻微而常常被忽略，此时需在良好的光照下，用手轻轻托起整个乳房，使乳房皮肤的张力有所增加，并可轻轻移动乳房肿块，在病灶的上方即可见到轻微的皮肤皱缩、牵拉引起的微小凹陷。这种早期乳房部出现的轻微皮肤粘连，常常是鉴别乳腺良、恶性肿块的重要依据之一。

当乳房皮下的淋巴管被癌细胞堵塞，或位于乳腺中央区的肿瘤浸润而引起乳房浅淋巴液回流障碍时，皮肤的真皮层会出现水肿，由于皮肤在毛囊处与皮下组织紧密联结，毛囊处会出现多个点状凹陷，毛孔清晰，使皮肤出现橘皮样外观，即"橘皮征"。出现了乳房部皮肤淋巴水肿形成的"橘皮征"，是比较典型的乳腺癌晚期的表现，说明乳腺癌的癌组织已呈浸润性生长。一般情况下，此时肿块已经很大，"橘皮征"亦非常明显，已不难凭此做出诊断。

乳腺增生病的临床表现如何

乳房疼痛和肿块为本病主要的临床表现。

（1）乳房疼痛。常为胀痛或刺痛，可累及一侧或两侧乳房，以一侧偏重多见，疼痛严重者不可触碰，甚至影响日常生活及工作。疼痛以乳房肿块处为主，亦可向患侧腋窝、胸胁或肩背部放射；有些则表现为乳头疼痛或痒。乳房疼痛常于月经前数天出现或加重，行经后疼痛明显减轻或消失；疼痛亦可随情绪变化而波动。这种与月经周期及情绪变化有关的疼痛是乳腺增生病临床表现的主要特点。

（2）乳房肿块。肿块可发于单侧或双侧乳房内，单个或多个，好发于乳房外上象限，亦可见于其他象限。肿块形状有片块状、结节状、条索状、颗粒状等，其中以片块状为多见。肿块边界不明显，质地中等或稍硬韧，活动度好，与周围组织无粘连，常有触痛。肿块大小不一，小者如粟粒般大，大者可逾 3 ~ 4cm。乳房肿块也有随月经周期而变化的特点，月经前肿块增大变硬，月经来潮后肿块缩小变软。

（3）乳头溢液。少数患者可出现乳头溢液，为自发溢液，草黄色或棕色浆液性溢液。

（4）月经失调。本病患者可兼见月经前后不定期，量少或色淡，可伴痛经。

（5）情志改变。患者常感情志不畅或心烦易怒，每遇生气、精神紧张或劳累后加重。

乳腺癌的临床表现

尽管乳腺癌在临床上的表现不尽一致，但仍有一定的规律可循。大体上可以总结为"块、痛、皱、缩、血"这几个特征，主要表现在乳房、乳头、局部皮肤以及淋巴和远处转移等几个大的方面。

（1）乳房肿块。由于癌症是以大量幼稚细胞无限制增生为其病理特征，因而肿块和占位就成为大多数癌症的临床主要表现之一。据不完全统计，临床上大约有 80% 的乳腺癌患者是以乳房肿块为主诉前来就诊的。乳腺癌的肿块具有什么样的特征呢？

①部位。为了便于对乳房肿块进行描述，在医学上人为地规定：以乳头为中心，用垂直和水平两条直线垂直相交，将乳房划分为"内上、内下、外上、外下"四个象限。乳腺癌的好发部位首先在外上象限（即靠近腋窝的部分），其次为内上象限。

②数目。乳腺癌以单侧乳房的单发肿块为常见，其次为双侧或单侧多发肿块也较为常见。

③大小。没有特定的界限。常常与发病时间的长短以及被发现的早晚有关。

④表面及边界。乳腺癌一般多为不规则的球形肿块，边界不清，有时也可以呈扁片状。表面结节感，无清楚的边界。但应对那些肿块比较小、边界清、有时也可呈扁片状、表面光滑等很像良性肿块的单发结节提高警惕。

⑤硬度。乳腺癌多为实性肿块，因此触诊时往往感觉较硬或坚如岩石。但个别也有囊性改变。有些老年人或肥胖人的乳腺肿块容易被脂肪组织包绕，不容易被早期发现。

⑥活动度。患病初期，肿块较小，活动度较大，但这种活动度

的特征是，肿块及其周围软组织一起活动，与良性纤维腺瘤的那种广泛推动的性质不同。晚期肿瘤时，乳腺癌常常与胸壁粘连而完全固定。

⑦疼痛。乳腺癌的肿块通常是无痛性肿块，仅有10%以下的患者自觉患处轻微不适，个别病例即使肿块很小，也可以出现疼痛。晚期癌肿侵犯神经时则出现疼痛。

（2）乳头溢液。引起乳头溢液的原因很多，据文献报告，有乳头溢液的病例，乳腺癌的发生率为1%～45%，平均为14.3%。乳腺癌有乳头溢液临床表现者在1.8%～10.4%，平均为4%。

因此综合各家材料的结果，认为乳头溢液伴有以下因素者为高危人群：患者年龄在40岁以上，特别是超过59岁；溢液为血性或水样；单侧、单孔导管溢液；伴有乳房肿块。

乳头溢液伴有以下因素者良性可能性大：患者年龄在40岁以下；乳头有滤泡或脓性液；双侧、多孔溢液；无乳房肿块。

值得注意的是，乳头溢液在乳腺导管癌可以不伴有乳房内肿块，因此可以认为是导管癌早期的表现。在临床尚未形成肿块之前，乳腺局限性腺体增厚可以认为是肿块的一种表现形式。其特点是可触及"一片膜"状肿块，无清楚边界，肿块范围难以确定测量。尤其当这种局限性腺体增厚，伴有结节感和明显扩大趋势，且发生在50

岁以上伴有乳腺癌高危因素时，尤其要警惕，切不可当作乳腺增生病而误诊。

（3）皮肤异常。乳房表面皮肤的改变与乳腺癌位置的深浅、侵犯的程度及肿瘤发展密切相关。

①皮肤粘连。指肿瘤侵犯腺体和皮肤之间的韧带而使之缩短，牵扯皮肤所形成的皮肤凹陷，状如"酒窝"。这种现象的出现可为乳腺癌的早期临床表现之一。

②皮肤浅表静脉曲张。常见于生长较快或肿瘤体积较大时。肿瘤表面的皮肤菲薄，其下浅表血管特别是静脉迂曲、扩张。

③皮肤红肿。是炎性乳腺癌常出现的一种体征。伴皮肤水肿、颜色由淡红到深红。开始局限，不久就扩展到大部分乳腺皮肤。

④皮肤水肿。乳腺癌的皮肤水肿被形容为"橘皮样变"。即皮肤表面毛囊处形成许多点状小孔，看上去像橘子皮一样，这往往是乳房皮下淋巴管被癌细胞所阻塞，或位于乳腺中央区的肿瘤浸润使乳房淋巴液回流受阻所致。橘皮样变往往属典型的晚期表现。

⑤皮肤溃疡。皮肤破溃形成溃疡，呈菜花样，经久不愈。病灶周围可出现卫星结节。小结节相互融合，形成暗红色弥漫片时，往往是乳腺癌晚期皮肤改变之一。

⑥乳头改变。乳腺癌的乳头异常主要有乳头脱屑、糜烂、回缩、

固定等。

（4）淋巴转移。乳腺癌最多见的淋巴转移部位为同侧腋窝淋巴结，其次为同侧内乳区淋巴结，晚期可扩散至同侧锁骨上淋巴结，甚至对侧锁骨上淋巴结。淋巴转移的临床表现可见转移部位淋巴结肿大、质硬、甚至融合成团、固定。腋下淋巴结的晚期可压迫静脉，影响上肢的淋巴回流而致上肢水肿。如锁骨上淋巴结转移，可在锁骨大窝处扪及数个散在或融合成团的肿块，直径在 0.5 ~ 5cm 大小不等。转移初期，淋巴结小而硬，融合时有"沙粒样感觉"。

（5）远处转移。癌细胞通过血液循环转移到远处组织或器官时，可出现相应的症状、体征，是乳腺癌的主要致死原因。常见的转移部位有胸内脏器（肺、胸膜、纵隔）、骨、肝和脑。

乳腺癌的肿块一般常见于什么部位

以乳头为中心，用横竖两条相互交叉的直线，可将乳房分为 4 个象限，即内上、内下、外上、外下象限。乳晕为单独的一个区。外上象限另有腋尾部，含有的乳腺组织最多，是乳腺癌最常发生的部位，50% 的乳腺癌发生在此区。乳晕下区是乳腺导管汇聚部位，发生在这里的乳腺癌占总数的 18% 左右。发生在内上区的乳腺癌占

15%，外下区和内下区的乳腺癌分别占1%和6%。从组织学上考虑，湿疹样癌好发与乳晕和乳头部位；导管内乳头状癌和腺癌，其肿块常在乳晕区；硬癌、单纯癌和髓样癌，则常在乳腺的边缘部位。

乳房里摸不到肿块却得了乳腺癌是怎么回事

临床上触摸不到肿块的乳腺癌，在医学上被称之为"肿瘤的亚临床状态"，又称为"隐匿性乳癌"或"T0癌"，用一句通俗的话解释，就是癌肿已经在患者的体内出现，只是还没有长大到人们可以摸到的程度。

从理论上讲，只要在人体内发现有癌细胞，就应该被诊断为癌症。而癌肿块是由许许多多个癌细胞构成的，当癌细胞组成的组织团块小于0.5cm时，临床上不容易被触摸检查到，因而被称为癌的亚临床状态。亚临床状态，不等于不是癌，只是说在临床上还不能够通过一般的方法检查出来而已。

乳腺癌的皮肤表现是如何的

乳腺癌的皮肤改变与癌细胞对皮肤组织的直接损害和间接影响

有关。直接损害是由于乳腺癌细胞直接侵犯皮肤，在皮肤形成了癌性病变，可出现湿疹样变、癌结节、肿块和溃疡等表现；间接影响是由于乳腺癌细胞通过对维持皮肤正常生理状态的血管、淋巴管、皮肤支持韧带的侵犯而形成的特有表现，如酒窝样变、橘皮样变、炎性样变、静脉曲张等。

乳腺癌乳头的改变

乳头的改变是乳腺癌临床诊断的重要方面之一。由于乳腺癌细胞的浸润和破坏，使乳腺腺管和韧带发生缩短、硬化等变化，牵扯乳头使之向癌肿方向回缩、固定。这也是临床上发现乳腺癌的常见体征之一。湿疹样癌可以在乳头形成脱屑、糜烂，导管腺癌可以形成乳头溢液。

乳腺癌常见的转移方式

转移是所有癌症的重要病理变化之一。依照癌细胞移动的途径不同，可分为4种方式。

（1）局部浸润。乳腺癌细胞大部分起源于乳腺导管上皮，癌细胞早期沿腺导管蔓延生长。癌灶进一步发展则突破腺上皮的基底膜，沿筋膜间隙浸润扩展，侵犯皮肤、淋巴管和胸廓深部肌肉组织。癌肿侵犯韧带，可使乳房悬韧带缩短而出现"酒窝样"皮肤凹陷；癌细胞侵入淋巴管并形成癌栓，可阻塞淋巴回流引起皮肤水肿，出现典型的"橘皮样"皮肤改变；淋巴管内癌细胞继续发展，可成为皮肤"卫星结节"；癌细胞侵犯深部小血管，使局部血流受阻，可形成"炎性癌""毛细血管扩张样癌""丹毒样癌"。癌肿块增大后局部供血不足，肿瘤中心处发生坏死，可形成癌性溃疡。

（2）淋巴转移。乳腺癌的淋巴转移概率很高，最多见的淋巴转移部位是同侧腋淋巴结，其次是同侧内乳区淋巴结，晚期可累及同侧锁骨上淋巴结，甚至对侧锁骨上淋巴结。癌淋巴转移的主要表现为在转移途中所经过的淋巴结肿大变硬，甚至融合成团、固定。晚期可出现肿大淋巴结压迫血管和神经的表现。由于淋巴道最终都将经过胸导管注入腔静脉，因此淋巴道转移还可与血行转移一并构成乳腺癌的远处脏器（肺、肝、脑等）转移。

（3）血行转移。血行转移主要引起远处组织和器官的转移癌，可出现相应脏器病变的症状和体征。如肺转移可出现X线胸部平片的多发性结节阴影；骨转移可在骨放射线核素扫描中发现有多发的放射性聚积影；脑转移可出现精神和体征等方面的病变。

由于乳腺癌有早期转移的特点，因此在诊断和治疗过程中，缩短中间等待时间，对患者的预后有重要的意义。

早期乳腺癌的临床特征

一般来讲，有些早期乳腺癌患者可以没有任何不适感，由于肿块极小甚至尚无肿块可及，所以极易将其忽视。因此不要因为乳房部没有异常症状而放弃体检。也有些早期乳腺癌患者虽然在乳房部尚未能够触摸到明确的肿块，但总是局部有不适感，特别是绝经后的女性，有时会感到一侧乳房轻度疼痛不适；或一侧肩背部发沉、酸胀不适，甚至牵及该侧的上臂；或一侧乳头溢出血性或浆液性的液体；或于乳头乳晕部有小片湿疹样皮损，乳头糜烂，乳晕轻度水肿等；或乳房部触及腺体有小片增厚区；或乳房部皮肤有小的凹陷如小"酒窝"；或患有良性乳腺病于近期症状体征上有明显变化，如乳房肿胀疼痛的周期性消失而代之以持久存在的、无明显周期性变化的肿块，且有进行性增大的倾向；或腋窝部触及小肿块等。这些变化都可能是乳房部发生一些病变的征兆，应该引起高度重视。

特别是当您属于乳腺癌的"高危人群"，即有以下情况中的一种或几种时，如月经初潮早、绝经迟；35 岁以上未育或 35 岁以上生育第一胎；母系（母亲、姐妹、女儿、外祖母等）乳癌家族史；良性乳腺病史；对侧乳房乳癌史等，对微小症状体征上的改变更要加倍警惕。因为一般认为，"高危人群"患乳腺癌的危险性比普通人群要高 2 ~ 4 倍，所以，更需格外重视。

第 3 章

诊断须知

**确诊病症下对药，必要检查
不可少**

良性、恶性乳房肿块的鉴别要点

非常典型的良性、恶性乳房肿块可以从肿块的生长速度、形态、质地、皮肤、活动度等方面做出鉴别。然而，临床上会出现各种各样的情形，一些不典型的肿块也是很常见的。因此要避免用僵化的眼光来判断肿块的性质，应结合其病史及其他伴随症状来分析判断。比如浆细胞性乳腺炎的肿块以及积乳囊肿的肿块，临床上均可见到肿块生长迅速、肿块较大等特征，有时因继发感染而乳房部皮肤表面亦有粘连的表现，类似橘皮征，因而酷似乳腺癌的肿块。在这种情形下，就需要我们仔细辨别了。此时应结合其病史及特有的体征，如浆细胞性乳腺炎的乳头先天性凹陷史及乳头溢液史、积乳囊肿的哺乳史及肿块囊性感的体征，进一步利用一些辅助检查，则不难与乳腺癌相鉴别。此外，目前强调乳腺癌的早期诊断，一些恶性肿块特征尚不十分明显的肿块，亦不可轻易放过，如绝经期后的乳腺腺体增厚，虽然还不能真正称其为肿块，却也有早期癌的可能。

何时去看医生最合适

由于乳房病具有一些特殊性，所以应该选择最佳就诊时间去医生那里看病。对于绝经期以前的女性，因为在一个月经周期的不同时相中，受各种相关内分泌激素的影响，乳腺会发生一些生理性的增生与复旧的变化，造成乳腺组织处于不同程度的充血、水肿，继而消退的动态变化之中，这些变化可能会对检查真正的乳房肿块的位置、大小、性状等造成一定的干扰，从而影响乳房肿块性质的判断。一般认为，在月经来潮的第 10 天左右是检查乳房的最佳时机。因为此时雌激素对乳腺的影响最小，乳腺处于相对静止状态，乳腺的病变或异常最易被发现。对于绝经期以后的女性，由于已不再有月经，故可选择自己和医生都方便的时间来就诊即可。另外，应提醒您注意的是，在乳房自我检查或普查中，或在做其他检查时无意中发现了乳房病变，均应及早就诊，不要因为工作忙等而忽略了看病。还要注意在看过一次病以后，一定要遵医嘱继续复诊，包括坚持治疗及定期复查。有些患者在良性乳腺病临床缓解后，很长时间不再做定期复查，以至于若干时间后原有的良性病变发生了恶变，失去了在恶变发生之前予以监控及采取必要的防范措施的时机。还有些肿瘤患者，在术后不能坚持到医院做定期复查及必要的放、化疗等，有时肿瘤已出现复发或转移患者都未必知道。由此可见，尽早就诊应成为一个重要的原则，而选择最佳就诊时间是提高体格检查诊断正确率的重要手段。

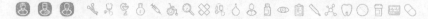

乳腺增生病的X线表现如何

　　乳腺增生病从影像学角度可将其分为纤维性增生和囊性增生两种。纤维性增生的 X 线表现为病变区一局限性致密阴影，无明确境界，较小时容易被忽略，较大时易被认为是腺体的一部分或腺体增生，X 线诊断比较困难。还有一种特殊的类型，X 线表现为弥漫性的纤维化，整个乳房表现均匀致密，仅有一薄层脂肪组织或无任何脂肪组织，X 线表现很典型。囊性增生多见于中年女性，主要症状是出现肿块，可单发或多发，能自由推动。X 线表现为囊性阴影，局限性或弥漫性遍布全乳，常呈球形，边缘光滑、锐利，密度近似腺纤维瘤，可均匀或不均匀。极少数因囊内含乳酪样物而表现为脂肪样透亮影。若囊肿较密集，则可因各囊肿之间相互挤压，使囊肿呈新月状表现，或在球形阴影的某一边缘有一弧形缺损。较大囊肿的囊壁上有时可见线样钙化。

乳腺癌的常见X线表现如何

　　乳腺癌患者于 X 线平片可以出现以下几种基本 X 线征象。

　　（1）直接征象

①肿块或局限性致密影。肿块为乳腺癌最常见、最基本的 X 线征象。其特点为多呈不规则形或分叶状块影，亦可为圆形或卵圆形；边缘多有毛刺，参差不齐，或有较为粗大的触角；密度较周围腺体增高；X 线上测量的肿块大小要比临床触诊得到的结果为小，这是恶性病变的一个重要依据。局限性致密影也是乳腺癌的常见表现。有时因癌组织沿乳导管扩展而不形成明显的团块，或因癌周炎性反应较明显，将肿块遮掩。X 线上大多较致密，病灶边缘可有毛刺或伪足样突起。

②钙化。钙化征是诊断乳腺癌的一个重要 X 线征象。钙化的形态可多种多样，如可呈颗粒状、短杆状或蚯蚓状，圆形或椭圆形，或呈细沙粒样。一般不大于 0.5mm，数目多在 10 粒以上，可多达无法计数，常常是三五个聚成一堆。钙化点不仅存在于肿块阴影之内，亦可存在于肿块阴影之外，有时可沿乳导管密集分布。对于 1cm 以内的微小癌，可无明显的肿块阴影，而特异性钙化点常常可作为唯一的诊断依据。

（2）间接征象

①血运明显增加。表现为单侧的血管管径较对侧明显增粗；病变周围出现多数小血管影；病变区出现粗大的引流静脉。这一征象多出现在乳腺癌中晚期。

②皮肤增厚或局限性凹陷。

③单侧乳头新近出现的回缩。

④非对称性导管影增粗。

⑤乳腺结构扭曲变形。

⑥乳后间隙的侵犯。表现为乳后间隙透亮线局限闭塞或整个消失。这一征象要通过乳腺干板摄影才能显示。

⑦乳内淋巴结或腋窝淋巴结侵犯。用较高的条件加摄腋窝部X线摄影，若有局部淋巴结转移，则X线上可以显示出来。

以上几种征象，以肿块、局限致密浸润、钙化、毛刺四种为诊断乳腺癌的主要依据。

何谓乳腺超声诊断

超声诊断主要在下列情况时有一定的价值。

（1）对乳腺钼靶X线片上边界清楚的结节的评估。鉴别囊性或实质性病变是容易和准确的，有明显的优势。

（2）当体检所见和乳腺钼靶X线摄影之间有不一致的情况时，超声有助于分析病变的性质。如体检有所发现而乳腺钼靶X线摄影阴性时，尤其是致密乳房，超声常能显示有或无病变。

（3）超声有利于细察因解剖原因不能为乳腺钼靶 X 线摄影所显示的病变。

（4）超声引导下细针穿刺细胞学检查是一种快速准确的诊断方法，可直接获取细胞学资料。

（5）超声同样可用于触摸不到的乳腺病变行手术前的金属丝定位。

（6）超声优于乳腺钼靶 X 线摄影还在于评估硅酮乳腺植入物的状况，尤其是有破裂和漏出时。同样，还可用于导引细针穿刺在植入物附近检查触摸到和触摸不到的病变。

乳腺良性、恶性病变的声像图鉴别要点

恶性乳腺病变多为不均质的弱回声团块，肿块内部常见较强不均匀的粗斑点状回声，周边不规则，多带回声晕带，纵径与横径之比一般大于 1。而良性肿块内部回声均匀，周边较规则，纵径与横径之比一般小于 1。有时，病程较长的厚壁囊肿、增生活跃的乳头状腺瘤、黏液性腺癌等，良恶性鉴别很困难，只能以病理学诊断为依据。

多普勒彩色超声也能用于乳腺检查吗

近年来，多普勒彩色超声也被用于乳腺疾病的检查。多普勒彩色超声可显示乳腺肿块及周围的血管情况，根据病灶的形态、血流量与脉冲多普勒频谱分析结果，判断病灶的性质，有效地鉴别乳腺良、恶性病变。有报道，该检查对乳腺癌的诊断具有较高的敏感性及特异性，可达95%以上。此外，多普勒彩色超声还可用于判断乳腺癌术后放、化疗的效果及乳腺癌的预后。

多普勒彩色超声良、恶性病变鉴别要点为：良性肿块的彩色血流信号较少，流向较规则；而恶性肿块的病灶周围彩色血流则明显增多，且内径较宽，流向不规则。

由于目前乳腺多普勒彩色超声检查的应用尚不十分广泛，故不作为乳腺疾病的首选检查方法。

乳腺疾病的近红外线图像表现

正常情况下近红外线透过乳腺，在荧光屏上呈现从光源中心向外依次为白、浅灰、灰、深灰、黑绿五种色环。若出现色调倒置，或在浅色区出现深色调，则表示异常。

应用近红外线检测乳腺疾病时，常出现以下五种类型。

（1）血管异常像，指病变处血管增多或增粗。

（2）单发或多发的灰色吸光团块影。

（3）外围型灰色或黑色吸光团块。

（4）实性黑色吸光团块。

（5）血管型深灰色或黑色吸光团块。

病变处血管增多，出现单发或多发的斑片状灰色吸光影，多为良性病变，如炎症、导管扩张综合征、严重的乳腺增生病、乳腺纤维腺瘤，或为妊娠早期的乳腺。若增粗的血管与深灰或黑色吸收光团同时出现，则高度疑诊乳腺恶性病变。实性黑色吸收光团，其边缘整齐的多为积乳囊肿；边缘不整齐毛刺状或有粗大的血管中断多是乳腺癌的图像，但要与乳腺脂肪坏死、伴中心坏死的炎性病变等严格区分，后两种疾病血管少或无。出现血管型深灰或黑色吸收光团时是乳腺癌的图像。判断近红外线图像时应注意妊娠期和哺乳期乳腺疾病，因为此时乳腺处于高度分泌期，透光度极差，易造成假阳性诊断。

乳腺良性、恶性疾病的红外热像图

红外热像图是用红外热像仪将乳房表面辐射的红外线变成电信号，通过电缆线转送到显示器上，可以在荧光屏上显示图像并用感光胶片做记录。一般黑色为低温，白色为高温，灰色介于两者之间。由于乳房位于体表，肿瘤代谢旺盛产生的高温可以直接反映到表面皮肤，形成局限性热区；如果肿瘤位置较深，其热可传导至乳房的皮下浅静脉，而形成血管的异常。临床可据此对乳房的良、恶性疾患做出鉴别诊断。

一般来讲，乳房良性病变的热像图双侧对称性好，温度比较平均，偶有局限性热区，但温差通常小于1℃，其血管数量较少，分布相等；而恶性病变的热像图则双侧对称性差，温度不均，有局限性热区，且热区范围常大于肿块范围，温度显著升高，可高于对侧2℃，患侧血管数目增多，变粗，迂曲，呈树枝状，分布不均。此外，乳头乳晕部温度升高常有导管内癌的可能，应高度注意。使用红外热像图检查进行诊断时，亦应注意排除其他影响因素的干扰，避免假阴性及假阳性诊断的出现。

何谓纤维乳管内窥镜检查

由于乳腺癌是由乳管上皮发生的，直接观察、了解乳管上皮的性状对乳腺癌的诊断很有意义。80年代末日本学者研制了纤维乳管内窥镜，它是由光源、影像监视器、摄像记录器、光导纤维镜组成，其外径仅有0.45mm或0.4mm，可直视乳管上皮的变化，对于乳头血性或浆液性溢液而乳房部无肿物可及的乳管内微小病变的定性、定位诊断，具有划时代意义。纤维乳管内窥镜下，正常乳管管腔内壁光滑，毛细血管清晰可见；乳管内乳头状瘤表现为黄色或充血发红的实性肿物，表面光滑，呈桑葚状凸向管腔，或呈息肉样隆起，无凹凸不平现象；乳管内癌表现为沿管腔内壁纵向伸展的灰白色不规则隆起，瘤体扁平，癌的先露部位可有轻度出血；导管扩张症在乳窦角（乳窦至主乳管移行部的急剧变曲部分）部周边易出血。有报道用纤维乳管内窥镜对无肿瘤性乳头异常分泌病例观察其乳管内腔，结果为23例中有19例观察到乳管内腔，4例未观察到；23例中有7例进行了组织学检查，确诊乳癌3例，乳管内乳头状瘤4例。单独用纤维乳管内窥镜就能确定病变的准确位置和性状，从乳管开口到病变的距离及乳管内腔的微细变化，对微小乳癌的早期诊断具有重大的意义。目前国内尚未见到使用纤维乳管内窥镜的报道，纤维乳管内窥镜本身也还有待于进一步完善。

📍CT也能用于乳腺组织检查吗

CT即电子计算机断层扫描。于70年代末期开始用于乳腺检查。与普通钼靶X线相比，CT具有更高的密度分辨率，可以获得扫描部位的横断面影像，清晰显示乳腺各层的解剖结构，对乳腺内囊肿、出血及钙化灶的显示率较高，特别是对于致密型乳腺，CT检查可提供比普通钼靶X线摄片更多的信息。有报道认为CT在发现微小病灶方面优于X线摄影，可发现0.2cm大小的病灶。但也有人认为CT的空间分辨率不及普通X线摄影。

常见乳腺疾病的CT表现为：炎性病变常为轻度一致性密度增高，无明显边缘；良性肿块常为圆形或卵圆形肿块，密度均匀，边缘光整或有分叶，其中纤维腺瘤的CT值接近胸部肌肉，囊肿的CT值则为液体性的表现；恶性肿块常为一不规则的较高密度的肿块，密度可不均匀，周围的毛刺显示清晰，对于乳房细小钙化的显示率很高。

另外，CT扫描用于以下几种情况的检查时，对于诊断更有价值，如致密腺体内的肿瘤病变、乳腺根部的病变以及有无内乳、腋下及纵隔淋巴结转移等。乳腺癌在注射造影剂后病灶有强化，但随病变的类型不同强化的程度也不等，因此，CT 扫描不一定是鉴别乳腺良、恶性病变的最好手段。

由于 CT 检查价格较高，需要静脉内注射造影剂，且放射剂量较普通钼靶 X 线摄片要高得多，故一般不作为乳腺病变的常规检查手段，仅作为其他方法的补充。在某些特殊情况下，如观察乳腺癌有无肺内转移灶，却有很高的诊断价值。

磁共振乳腺检查是怎么回事

磁共振成像（MRI）是利用人体内的氢质子在静磁场中受高频电磁激发后产生共振现象，并产生能量的变化来成像的。磁共振成像用于乳腺检查仅仅十多年。由于使用了特殊的技术和特制的高分辨力的表面线圈，使磁共振成像质量有了很大的改进，能够显示较小的损害，并能显示乳腺的细微结构，对乳腺疾病的诊断有一定价值，因此，近年来用磁共振成像检查乳腺疾病的报道逐年增加。

磁共振成像主要是根据病灶的形态改变、信号特点和增强后的动态变化来诊断乳腺疾病。乳房囊肿、乳房内出血或血肿、妊娠哺乳期乳房疾病及观察乳房假体情况等均可行磁共振检查。乳腺磁共振图像良性、恶性病变的鉴别要点为：良性病变病灶边缘光滑清楚，信号强度一般与周围导管相似，乳腺增生病则信号强度较邻近导管稍低；恶性病变的信号与邻近导管相比则更低，病灶边缘不清、不规则，可向周围浸润，并常与皮肤粘连。如用增强磁共振，即静脉注射顺磁性造影剂后，动态观察信号增强的情况，可对良、恶性病变的鉴别诊断提供更为清晰明了的资料，即恶性肿瘤几乎总是较良性肿瘤增强快且更明显。用此可以很容易地区分良性还是恶性乳房肿块、乳腺癌复发还是乳房手术后瘢痕等。另外，对手术假体植入的患者，磁共振检查更具有优越性，可准确地判断乳房假体有无破裂、漏出等变化。

比起其他检查方法，磁共振成像对乳腺疾病的检查尚处于"婴儿"阶段，还有许多潜力有待开发。在一些方面磁共振检查拥有明显优势，如可有效地鉴别乳腺良、恶性疾病，无放射损伤，可进行三维成像，对于钼靶 X 线摄片无法检查的患者，如乳房根部病变，腋窝部病变，尤其是病变接近乳房深部胸壁时，磁共振均可显示。但由于其操作过程相对比较复杂，且费用昂贵，故目前尚不能作为乳腺的常规检查。

何谓乳腺细胞学检查

细胞学检查是运用采集器采集病变部位脱落的细胞，或用空针穿刺吸取病变部位的组织、细胞，或由体腔积液中分离所含病变细胞，制成细胞学涂片，做显微镜检查，了解其病变特征的一种检查方法。目前较常用的乳腺细胞学检查有以下两种：乳头、乳晕部糜烂处脱落物或乳头分泌液涂片脱落细胞学检查；肿块细针穿刺吸取细胞学检查。据报道，对乳头湿疹样癌乳头创面脱落细胞学检查的阳性率可达 70% ~ 80%；早期导管内癌引起的乳头溢液涂片细胞学检查，其诊断阳性率约为 50%；北京肿瘤研究所的阚秀等报道了 8129 例针吸检查，有病理证实者 1647 例，其中乳癌 1012 例，针吸细胞学检查的病理诊断符合率可达 82.2%。由此可见，细胞学检查对乳腺疾病的诊断具有重要意义。

乳腺良性、恶性病变细胞学鉴别诊断要点

乳腺良性、恶性病变应根据细胞的数量、排列、形态及体积、细胞核形态、染色质及核仁特点等进行细胞学鉴别诊断。

乳腺病变的细胞学诊断是鉴别乳腺良性、恶性病变的一个重要而可靠的手段。当通过临床体格检查及有关的影像检查仍不能确定病变的性质时，进行乳腺细胞学检查是十分必要的。

何谓乳腺癌联合诊断的最佳方案

在临床上，将针吸检查与临床体检、乳腺钼靶 X 线摄影相结合，称之为乳腺癌联合诊断的最佳方案。因为乳腺癌各种检查方法如体格检查、各种影像检查及针吸检查等均各具所长，但又各有其局限性，在临床应用中，应将其适当组合，可以扬长避短。联合诊断可以大大提高乳腺癌的诊断水平，特别是可以提高早期乳癌的检出率。如有学者报道采用临床体检、液晶热图作为初筛，而后施行钼靶 X 线摄片及针吸检查，其术前诊断符合率可达 92.6%；另有学者报道术前做钼靶 X 线摄片，据 X 线片上所显示的钙化区域用细针穿刺行细胞学检查，可以发现早期乳腺癌，甚至可以发现那些临床尚未扪及肿块的病例。将联合诊断与单项诊断方法比较可进一步证实前者的优势，如国外有学者报道，单用针吸检查，诊断正确率为 80%；而将针吸与临床体检、X 线检查相结合，则对乳癌的诊断正确率可高达 99%，仅有 1% 的假阴性。因此，目前公认的乳腺癌联合诊断的最佳方案为临床体检 + 乳腺钼靶 X 线摄片 + 细针穿刺细胞学检查，该方案可以大大提高乳腺癌的诊断正确率，值得推广使用。

癌基因、抑癌基因及其产物的检测对乳腺癌有什么意义

在细胞的增殖与癌变的发生中，癌基因与抑癌基因直接参与了这一过程。癌基因是指在自然或实验条件下，具有潜在诱导细胞恶性转化的基因。实际上，原癌基因在正常细胞中都有适度的表达，而且这种表达是维持细胞正常的生长与分化所必需的。当各种致癌因子作用于人体时，原癌基因发生获得启动子、点突变、基因扩增及基因易位等变化，导致肿瘤的发生。抑癌基因是指存在于正常细胞的一种抑制肿瘤发生的基因，当这种基因缺失或变异时，则失去其抑瘤功能，肿瘤才会发生。

目前发现的与乳腺癌发生可能有关的癌基因及蛋白产物有：bcl-2、c-erbB-2、c-myc、cyclinD1 等；抑癌基因及蛋白产物有：P53、RB、BRCA1、BRCA2、P16、P21 等。这些癌基因、抑癌基因及其蛋白产物的结构与功能的变化，通过影响细胞生长因子的调节，加速细胞分裂与增殖。近年来，癌基因、抑癌基因及其蛋白物对肿瘤细胞周期调控和细胞凋亡的作用也愈来愈引起学者们的关注，已取得了一些初步研究结果。

乳腺癌患者在手术后还需做哪些检查

乳腺癌患者在手术后放、化疗期间，首先应定期检查血象、肝功能等。因为放、化疗均有较大的细胞毒性，不仅仅对肿瘤细胞，而且对正常细胞也有毒性，可能会引起骨髓抑制而使白细胞严重下降，还可能对肝细胞造成损害等，所以在治疗过程中，要严密监测、定期检查血象及肝功能情况。如果出现白细胞严重下降，肝功能受损明显，则应考虑更改治疗方案。

乳腺癌患者还应定期拍胸片，以监测肺部有无转移灶；定期做腹部 B 超检查，以观察肝脏的情况，因为乳腺癌患者可能会出现肝脏的转移；如出现腰痛、肢体疼痛等症，则应做同位素骨扫描检查，以观察有否骨转移；如出现头痛，且疼痛剧烈，进行性加重，则应做脑电图或脑 CT 检查，以明确是否已发生脑部转移。

另外，特别需强调指出的是，患有一侧乳腺癌的患者，其对侧乳房患乳腺癌的危险性大大提高，因此，应注意对侧乳房的定期检查。一般认为，当对侧乳房无乳腺增生等良性病变时，应每半年做一次对侧乳房的体格检查，每一年做一次钼靶 X 线摄片；当对侧乳房患有乳腺增生等良性病变时，则应积极治疗，由专科医生根据情况决定进行各种检查的时间。

🩺 乳腺增生病的诊断标准

（1）临床上有一侧或两侧乳房出现单个或多个肿块，多数伴有周期性乳房疼痛，且多与情绪及月经周期有明显关系，一般月经来潮前一周左右症状加重，行经后肿块及疼痛明显减轻，且连续3个月不能自行缓解。

（2）排除生理性乳房疼痛，如经前轻度乳房胀痛、青春期乳痛及仅有乳痛而无肿块的乳痛症。

（3）临床体检乳房内可触及单个或多个大小不等的不规则结节，质韧，多位于外上象限，结节与周围组织无粘连，可被推动，常有轻度触痛，腋下淋巴结不大。

（4）利用钼靶X线、干板摄影、B超、热像图等辅助检测手段，必要时行肿块针吸细胞学检查及局部活组织病理检查，以排除乳腺癌、乳腺纤维腺瘤等其他良性、恶性乳腺疾病。

🩺 乳腺增生病需与哪些病进行鉴别诊断

乳腺增生病患者若临床表现不典型或没有明显的经前乳房胀痛，仅表现为乳房肿块者，特别是单侧单个、质硬的肿块，应与乳腺纤维腺瘤及乳腺癌相鉴别。

（1）乳腺增生病与乳腺纤维腺瘤。两者均可见到乳房肿块，单发或多发，质地韧实。乳腺增生病的乳房肿块大多为双侧多发，肿块大小不一，呈结节状、片块状或颗粒状，质地一般较软，亦可呈硬韧，偶有单侧单发者，但多伴有经前乳房胀痛，触之亦感疼痛，且乳房肿块的大小性状可随月经而发生周期性的变化，发病年龄以中青年为多；乳腺纤维腺瘤的乳房肿块大多为单侧单发，肿块多为圆形或卵圆形，边界清楚，活动度大，质地一般韧实，亦有多发者，但一般无乳房胀痛，或仅有轻度经期乳房不适感，无触痛，乳房肿块的大小性状不因月经周期而发生变化，患者年龄多在 30 岁以下，以 20 ～ 25 岁最多见。此外，在乳房的钼靶 X 线片上，乳腺纤维腺瘤常表现为圆形或卵圆形密度均匀的阴影及其特有的环形透明晕，亦可作为鉴别诊断的一个重要依据。

（2）乳腺增生病与乳腺癌。两者均可见到乳房肿块。但乳腺增生病的乳房肿块质地一般较软，或中等硬度，肿块多为双侧多发，大小不一，可为结节状、片块状或颗粒状，活动，与皮肤及周围组织无粘连，肿块的大小性状常随月经周期及情绪变化而发生变化，且肿块生长缓慢，好发于中青年女性；乳腺癌的乳房肿块质地一般较硬，有的坚硬如石，肿块大多为单侧单发，肿块可呈圆形、卵圆形或不规则形，可长到很大，活动度差，易与皮肤及周围组织发生粘连，肿块与月经周期及情绪变化无关，可在短时间内迅速增大，好发于中老年女性。此外，在乳房的钼靶 X 线片上，乳腺癌常表现为肿块影、细小钙化点、异常血管影及毛刺等，也可以帮助诊断。肿块针吸乳腺癌可找到异型细胞。最终诊断需以组织病理检查结果为准。

乳腺癌的诊断依据

（1）大多发生于 45 ～ 60 岁的女性，尤以未婚或婚后未曾生育者多见。

（2）一侧乳房内出现一乳房肿块，初期一般无明显疼痛及其他伴随症状，肿块多位于外上象限，质硬，表面多不光滑。以后肿块逐渐增大，呈进行性。乳房可出现不适感或疼痛。肿块与皮肤及周围组织出现粘连而固定，皮肤出现"酒窝样"或"橘皮样"改变，乳头内缩或抬高。至后期肿瘤可出现溃破，呈菜花样，经久不愈。患侧上肢出现肿胀。

（3）可出现乳头血性或水样溢液。

（4）发生淋巴转移时患侧腋下、锁骨上等处触及肿大的淋巴结，淋巴结质硬、固定，有融合趋势；转移至内脏可出现该内脏转移癌的表现；发生骨转移常可出现身体固定部位的疼痛或病理性骨折。并可出现发热、乏力、消瘦等全身症状。

（5）乳腺钼靶X线摄片、B超等影像学检查及针吸细胞学检查，可有助于诊断。最终确立诊断需行活组织病理检查。

乳腺癌的临床分期是怎样划分的

国内乳腺癌分期标准如下。

第1期：肿块完全限于乳腺组织内，直径不超过2cm，与皮肤无粘连，腋窝淋巴结无转移。

第2期：肿瘤直径为3～5cm，与皮肤有粘连或无粘连，有一定活动度，腋窝有肿大淋巴结，但无融合趋势。

第3期：肿瘤直径超过5cm，与皮肤有粘连，或与胸肌有粘连，或穿破皮肤，同侧腋窝淋巴结肿大，有融合。

第4期：肿瘤广泛侵犯乳腺皮肤，或形成卫星结节，或与胸壁固定，或广泛淋巴结转移，或远处转移。

临床前期（亚临床期乳腺癌）：临床上触及不到肿物，亦无症状，只能靠X线摄片发现。

通常所说的早期乳腺癌是指临床前期和第 1 期乳腺癌。在此阶段，癌细胞往往还局限在原发部位，是手术治疗的良好时机，常常能够达到根治的疗效。

对于第 2、3 期乳腺癌患者，一旦确诊应当及早手术，然后辅助以放射治疗和化学治疗。治疗的重点应当是局部与全身相结合，在清除局部癌灶后，还要继续预防和治疗远处脏器的转移。

第 4 期乳腺癌患者，已经是晚期，治疗的重点是以延长生命和减轻痛苦为主。是否需要手术治疗，需要依据患者的身体状况，以及癌细胞扩散和对组织器官破坏的程度而定。

何谓国际TNM分期法

国际 TNM 分期法是由"国际抗癌协会"制定，得到国际公认的临床分期方法。不仅对乳腺癌的治疗有着重要的指导意义，而且对判定癌症预后也具有重要的指导意义。

国际 TNM 分期法并不对肿瘤的病理组织类型作鉴别，只是对肿瘤的严重程度和侵犯范围做出客观判断。国际 TNM 分期法首先将癌肿的临床情况分为三个方面。

原发肿瘤：取英文 Tumor 的字头"T"；

淋巴转移：取英文 Node 的字头"N"；

远处转移：取英文 Metastasis 的字头"M"。

在每个字母下面再附加上 0、1、2、3 等数字，以表示癌细胞在每个方面侵犯的严重程度和范围，从而清楚地表示恶性癌肿的原发灶、淋巴转移及其他远处转移的程度。根据 TNM 分期，人们可以清楚地归纳出癌症患者的临床分期，判断预后，并指导医生为患者制订出相应的最佳治疗方案。乳腺癌的国际 TNM 分期如下。

（1）T——原发癌肿分期

Tx　原发肿瘤情况不详（或已被切除）。

T0　原发肿瘤未能扪及。

Tis　原位癌（包括小叶原位癌及导管内癌），佩吉特病局限于乳头，乳房内未能扪及肿块。

T1　肿瘤最大直径小于 2cm。

T1a　肿瘤最大直径在 0.5cm 以下。

T1b　肿瘤最大直径在 0.5 ~ 1cm。

T1c　肿瘤最大直径在 1 ~ 2cm。

T2　肿瘤最大直径在 2 ~ 5cm。

T3　肿瘤最大直径超过 5cm。

T4　肿瘤任何大小，直接侵犯胸壁和皮肤。

T4a 肿瘤直接侵犯胸壁。

T4b 乳房表面皮肤水肿（包括橘皮样水肿），皮肤溃疡或肿瘤周围皮肤有卫星结节，但不超过同侧乳房。

T4c 包括 T4a 及 T4b。

T4d 炎性乳腺癌。

（2）N——区域淋巴结分期

N0 区域淋巴结未能扪及。

Nx 区域淋巴结情况不详（或以往已切除）。

N1 同侧腋淋巴结有肿大，可以活动。

N2 同侧腋淋巴结肿大，互相融合，或与其他组织粘连。

N3 同侧内乳淋巴结有转移。

（3）M——远处转移分期

Mx 有无远处转移不详。

M0 无远处转移。

M1 有远处转移（包括同侧锁骨上淋巴结转移）。

根据以上不同的 TNM 情况，可以组成临床不同的分期。

0 期：是指处于原位癌阶段。此期是临床手术的最佳时机，可以做单纯切除。

Ⅰ期：是指癌细胞局限于原发部位。此期患者治疗以外科根治切除为主。手术后病理检查确定无腋窝淋巴结和锁骨上淋巴结转移者，可不做放射治疗。目前也有人认为此期乳腺癌患者可以做局部切除加术后放疗。

Ⅱ期：是指癌细胞已经有明显的局部浸润，并有少数区域淋巴结转移。此期患者以行根治切除术为主，术后应辅助以放疗。也可以做局部切除加放疗。

Ⅲ期：是指癌细胞已经有广泛的局部浸润或广泛的区域淋巴转移。此期患者应以放射治疗、内分泌治疗等综合治疗为主，也可合并施行单纯乳房切除术。

Ⅳ期：是指癌细胞已经呈现远处转移。此期患者应以内分泌、化学药物治疗为主，需要时可以辅助放射治疗。

国际 TNM 分期，为全球医学界客观评定乳腺癌的临床情况提供了统一标准，为指导临床医师恰当地选择乳腺癌治疗方案提供了参考依据，也为国际范围的学术交流提供了可能。

何谓乳腺癌的病理分期

临床检查与病理检查之间经常存在着一定程度的假阴性或假阳性率，由于病理分期是在对手术后病理标本做直观检查后做出的诊断，更加真实客观地反映了乳腺癌的严重程度和侵犯范围，因而病理分期比临床分期更为正确。TNM 分期根据病理检查做分类，称为 PTNM 分期。具体如下。

（1）PT 期。原发肿瘤病灶，与 TNM 分期相同。

（2）PN 期。区域淋巴结。

PNx：无法对区域淋巴结状况做出评价（如以前已经切除或没有切除淋巴结供病理检查）。

PN0：组织检查无区域淋巴结转移。

PN1：同侧腋窝淋巴结转移，但尚未融合。

PN1a：淋巴结内仅能够在切片上可见转移灶。

PN1b：肉眼可见转移灶。

又分为微小转移灶，直径＜ 0.2cm；1～3 个淋巴结转移，直径＞ 0.2cm；4～6 个淋巴结转移，直径＞ 0.2cm；转移灶超过淋巴结包膜；转移灶超过 2cm。

PN2～3：分期同 TNM 分期。

（3）PM 期。远处转移，分期同 TNM。

乳腺癌的病理分级标准如何

除了以上介绍的乳腺癌临床及病理的 TNM 分期方法之外，乳腺癌的分期还有"哥伦比亚分期""治疗后肿瘤残余情况分级""组织病理学分级"等分类方法。在此对乳腺癌的病理分级标准作一简要介绍。

Cx：不能判断分化程度。

C1：高分化癌。

C2：中分化癌。

C3：低分化癌。

C4：未分化癌。

一般而论，随着癌细胞的分化程度由高、中、低、未排列，恶性程度逐渐增高。分化程度是指癌细胞与正常乳腺上皮细胞的相似性和成熟程度。癌细胞越接近正常细胞的形态，细胞分化成熟程度就好，肿瘤的恶性征相对较低；而癌细胞越接近原始细胞的形态，细胞分化成熟程度就差，肿瘤的恶性征则较高。恶性程度高的肿瘤常表现出细胞增殖快，发生转移早，患者的自然生存期也短。恶性程度的高低对于治疗方案的选择和预后的判断具有重要意义。

🩺 如何根据组织学分级来判断

依据癌细胞对周围组织的浸润程度，可分为：非浸润癌（又称原位癌）、早期浸润癌、浸润癌。由此可以判断癌组织有无周围组织浸润和转移的可能性。非浸润癌的癌细胞局限在上皮内，没有突破基底膜出现转移，因而预后良好；早期浸润癌的癌细胞开始向周围组织浸润，但侵犯程度较浅，转移的可能性较小，预后次之；浸润癌的癌细胞则已经侵犯周围组织，并可形成远处转移，预后较差。

根据癌细胞的恶性程度，可将乳腺癌分为：高分化（Ⅰ级）、中分化（Ⅱ级）、低分化（Ⅲ级）。

低分化癌：癌细胞多呈圆形，核浆比率大，核仁和染色质染色深，细胞分裂活跃，细胞排列无序，细胞呈现幼稚化倾向强烈。此类肿瘤的恶性程度高，增殖进展快，转移早，预后差。但由于此类肿瘤细胞的成熟度低，对化疗和放疗一般均比较敏感。如硬癌、炎性乳癌等。

高分化癌：癌细胞倾向于正常细胞的特征，核浆比率较低分化癌大，细胞分裂活跃，组织间仍可见残存的原组织形态。此类肿瘤的恶性程度较低，不易发生转移或转移较晚，预后稍好。但此类肿瘤细胞对化疗和放疗的敏感性较差。如导管癌、小叶原位癌、湿疹样癌等。

中分化癌：恶性程度和预后介于以上两者之间。

组织学诊断对乳腺癌的临床治疗具有一定的指导意义，但并不是绝对地讲哪一种类型的预后就一定如何如何。在临床上也常见一些高分化的肿瘤在很早期就出现远处转移，也可以遇到低分化肿瘤对放、化疗出现抵抗。因此，客观地评价病理组织学诊断的临床意义，一定要结合临床表现和治疗后的反应，进行综合判断，才能为乳腺癌的临床治疗提供可靠的技术指导。

乳腺癌的不同病理类型

随着病理组织学与临床医学的密切结合，病理类型逐渐向依据癌细胞对周围组织的侵犯程度和远处转移可能性的大小而归类。大体分为：非浸润性癌、早期浸润癌、浸润癌。

（1）非浸润性癌。又称原位癌，指癌细胞局限在上皮基底膜内生长，癌灶没有转移。包括小叶原位癌、导管内癌。常伴发各种乳腺病，有时也可在浸润癌的旁边见到。原位癌发展缓慢，变成浸润癌需要几年时间。

（2）早期浸润癌。是从原位癌发展到浸润癌的早期阶段，癌细胞突破上皮的基底膜，但浸润程度尚浅，较少发生癌灶转移。包括小叶原位癌早期浸润、导管内癌早期浸润。

（3）浸润癌。癌细胞已经突破上皮基底膜的限制，广泛侵犯周围组织，容易发生癌灶转移。依据癌的原发部位是来源于乳腺上皮组织，还是其他组织，又分为浸润性特殊癌、浸润性非特殊癌。

①浸润性非特殊癌。包括有浸润性小叶癌、浸润性导管癌、单纯癌、髓样癌、硬癌、腺癌。

②浸润性特殊癌。包括乳头状癌、髓样癌、黏液腺癌、腺样囊腺癌、大汗腺癌、鳞状细胞癌、佩吉特病。

③罕见癌。包括梭形细胞癌、癌肉瘤、印戒细胞癌、纤维腺瘤癌变等。

此种分类对临床判断预后有较为实用的指导意义。通常认为：原位癌预后良好，其次是早期浸润癌，浸润癌的预后较差。浸润性特殊癌的预后又优于浸润性非特殊癌。

除此之外，乳腺癌的病理分类还有按组织学特征分为：上皮性肿瘤、上皮组织与结缔组织混合型肿瘤。还有 Haagensen 分类法：特殊型癌和非特殊型癌。

何谓乳腺癌的早期诊断

早期癌一般指的是人体器官、组织的细胞所发生的体积较小的原位癌和表浅浸润癌，并无区域淋巴结转移。那么，何谓早期乳癌，尚无明确的、统一的认识。以往认为临床Ⅰ期乳腺癌及尚未发生腋淋巴结转移的Ⅱ期乳腺癌为早期乳腺癌，也有人将"可治愈"或"可手术"的乳腺癌视为早期乳腺癌。现代肿瘤学研究表明，乳腺癌从初起单个癌细胞的分裂增殖，到发展成临床能检出的直径约1cm的小肿块，约需30次倍增，其生长期至少已逾3年，给转移提供了足够的时间。因此，仍把无痛的、单发的、硬而固定的乳房肿块作为早期乳腺癌的特征是远远不够的。20世纪70年代开始国外有学者提出"微小乳癌"的概念，即指那些非浸润性的导管癌、小叶原位癌、无导管浸润的佩吉特病及直径1cm以下的小的浸润性导管或小叶癌。近年来，愈来愈多的学者开始重视微小癌和T0癌（即临床触摸不到原发肿块者）。国内有学者提出早期乳腺癌的概念应为：组织学早期癌，包括小叶原位癌、非浸润性管内癌、良性瘤的早期癌变、早期浸润癌；临床早期癌，包括T0癌和微小癌。

因此，可以认为在乳腺癌尚在早期阶段，通过普查、临床体检、影像检查及其他检查手段将其检出，即为乳腺癌的早期诊断。

第 4 章

治疗疾病

合理用药很重要，综合治疗效果好

乳腺增生病的治疗原则及疗效标准如何

一般来讲，当乳腺增生病症状较轻，仅有轻度经前乳房胀痛，乳房内散在细小的颗粒样结节，其病情不影响工作与生活时，可用乳罩托起乳房以缓解乳房胀痛，不必服用任何药物，仅对其进行临床观察即可，若无明显变化，可每半年至一年到专科医生处检查一次。当症状较严重而影响工作或生活时，则应根据情况予以不同的治疗。常用的治疗方法有：中医中药治疗，如中药内治、外治、针灸等；西药治疗，如口服激素类药物、碘制剂及其他对症治疗药物；手术治疗，如乳房肿块切除术、乳房单纯切除术等。

乳腺增生病疗效标准如下。

（1）临床治愈。肿块消失、乳痛消失，停药后 3 个月不复发。

（2）显效。肿块最大直径缩小 1/2 以上，乳痛消失。

（3）有效。肿块最大直径缩小不足 1/2，乳痛减轻；肿块缩小 1/2 以上，乳痛不减轻。

（4）无效。肿块不缩小，或反而增大变硬者；单纯乳痛缓解，而肿块不缩小。

治疗乳腺增生病的常用西药

治疗乳腺增生病常用的西药有激素类、碘制剂及其他对症治疗药物。传统的激素类制剂主要是用雄性激素来对抗雌激素，如在月经期前10天中口服甲睾酮，每日1次，每次5~15mg，经前停服，每个周期用药总量不超过100mg；或肌内注射丙酸睾酮3~4日，每日25mg。应用雄性激素治疗可能会出现一些副作用，如有一些男性化表现：多毛、嗓音变粗、痤疮等；另外还可能会有不同程度的肝脏损害、头晕、恶心等。如今，人们逐渐认识到，乳腺增生病并非单纯的雌激素分泌增加，而是由于雌、孕激素的比率失衡，特别是月经周期中的黄体期孕激素分泌不足，雌激素相对增高所致，于是主张用黄体酮治疗本病，以纠正雌、孕激素分泌的失衡，可在月经前2周开始用，口服黄体酮7~8日，每日5~10mg；或肌内注射黄体酮每周注射2次，每次5mg，总量20~40mg。亦有人主张在月经间期用小剂量雌激素（1mg）口服，共服3周，于以后的月经间期再服，但逐渐递减，即减少用药量及用药次数，共用药6个月经周期。服用雌激素亦可出现恶心、呕吐、头痛等副作用，有些患者病情反可加重，因此，应用此法必须在医生指导下，掌握好量和度。

由于激素受体的研究出现了突破性的进展，人们认识到乳腺增生病的发生与乳腺组织局部雌、孕激素受体的含量及敏感性增高有关，因此，开始使用激素受体拮抗剂治疗本病。如雌激素受体拮抗剂三苯氧胺可竞争性地与雌激素争夺雌激素受体，使雌激素无法发挥其生物学效应，应用三苯氧胺口服治疗，每日 2 ~ 3 次，每次10mg，可取得一定的疗效。但服用三苯氧胺亦会产生一定的副作用，如闭经、潮热、恶心等。此外，人们还认识到内分泌紊乱造成的乳腺增生病并不仅仅是卵巢内分泌激素失衡，而且还受下丘脑、垂体等多种内分泌激素的影响，如催乳素及其他促性腺激素。使用溴隐亭可抑制催乳素的分泌，而达到治疗本病的作用，可口服溴隐亭每日 1 次，每次 1.25 ~ 5mg，其副作用可见恶心、呕吐、眩晕、直立性低血压等；使用丹那唑可抑制促性腺激素及卵巢激素的分泌，可用其口服治疗本病，每日 3 次，每次 100mg，疗程 1 ~ 6 个月，副作用可见闭经、月经淋漓、体重增加、粉刺等。

小剂量的碘剂可刺激垂体前叶分泌黄体生成素，从而抑制雌激素的分泌，纠正黄体期激素比率的失衡，以达治疗乳腺增生病的目的。碘制剂常用复方碘溶液或 10% 的碘化钾溶液。

其他对症治疗药物可用镇痛剂、利尿剂等。此外，亦可服用维生素类药物。

乳腺增生病在什么情况下应进行手术治疗

尽管乳腺增生病是乳腺的良性增生性病变，一般主张保守治疗，但由于其与乳腺癌关系密切，临床有一定的恶变率，所以当乳腺增生病有以下一些情况时，建议患者到专科医生处接受手术治疗。

（1）乳腺增生病变局限在单侧乳房的某一象限，特别是在乳房的外上象限；肿块体积较大、质地较硬，经保守治疗效果不明显者。

（2）年龄在35岁以上，具有母系乳癌家族史，且乳房肿块呈结节状，经各种治疗未见明显缩小者。

（3）原有的增生性乳房肿块在短时间内迅速增大者。

（4）原有的乳腺增生病在观察、治疗过程中，近期症状体征有所加重，钼靶X线摄片等影像学检查及针吸细胞学检查结果与前次检查相比，病变有进展，提示有恶变可能者。

（5）绝经后的老年妇女新近出现的"乳腺增生"，如乳房疼痛，腺体增厚等。

（6）乳腺增生病患者经针吸细胞学检查或活检证实，乳腺上皮细胞增生活跃，甚至开始有异型性改变者，应做增生肿块切除术或乳腺单纯切除术，必要时进行术中冰冻切片病理检查。

原则上来讲，在对乳腺增生病患者的治疗过程中，应密切观察患者的病情变化，即使病情有明显改善，可以停止服药了，亦应嘱咐患者进行 3 ~ 6 个月左右的随诊或复查，此后，可每半年到一年复查一次，发现有变化时可予及时手术治疗。只有这样，才能保证对其中那些可能发生恶变的人群进行监控。

🧑‍⚕️ 中医怎样对乳腺增生病进行辨证论治

中医学将乳腺增生病称为"乳癖"。一般认为，乳癖是由于各种原因导致肝郁气滞或冲任失调造成，临床应予疏肝解郁，调摄冲任为大法进行辨治。

（1）肝郁气滞，痰瘀血结型。一侧或两侧乳腺出现肿块和疼痛，肿块和疼痛与月经周期有关，一般在经前加重，行经后减轻，伴有情志不舒，心烦易怒，胸闷嗳气，胸胁胀满。舌质淡，苔薄白，脉细弦。

治法：疏肝理气，活血散结。

方药：加味逍遥散合桃红四物汤加减。柴胡 9g，香附 9g，青陈皮各 6g，当归 12g，白芍 12g，川芎 12g，延胡索 10g，莪术 15g，郁金 10g，桃仁 10g，红花 10g，橘叶、橘络各 5g。

（2）脾肾阳虚，冲任失调型。一侧或两侧乳腺出现肿块和疼痛，常伴有月经不调，前后不定期，经量减少，全身症状可见怕冷，腰膝酸软，神疲乏力，耳鸣。舌质淡胖，苔薄白，脉濡细。

治法：温补脾肾，调摄冲任。

方药：二仙汤合四物汤加减。仙茅 10g，仙灵脾 10g，肉苁蓉 10g，制首乌 15g，柴胡 6g，当归 10g，白芍 12g，鹿角胶 10g，熟地 12g，炮山甲 10g，香附 10g，青陈皮各 6g。

临床可根据患者的不同症状表现在上述处方用药基础上进行加减化裁：如乳房胀痛明显者，可加制乳没各 6g，川楝子 10g，病程较长、肿块质地偏硬者，可加莪术 30g，八月札 15g；伴有乳头溢液者，可加丹皮 10g，栀子 10g，仙鹤草 15g。

服用上述中药治疗时需注意：月经期暂停服用，经后可继服；妊娠期禁服，因中药的行气活血作用可能会诱发子宫收缩而引起流产；严重的上呼吸道感染及其他急性全身性疾患停服，宜"急则治其标"，先治疗急性病变，待其痊愈后再继续治疗本病；伴有其他慢性病且正在治疗中，乳腺增生病亦需治疗者，处方用药需结合其全身情况，综合辨证，治疗时予以兼顾。

乳腺癌的治疗原则

医学治疗的目的是消除疾病，恢复健康，延长生命。因而乳腺癌的治疗原则主要有以下三条。

（1）清除肿瘤，控制转移。乳腺癌是乳腺上皮细胞发生了基因突变性病变，人体的免疫系统不能对其进行免疫识别、攻击杀伤和吞噬清除，只要在体内存留癌细胞，就会危及人的生命。彻底清除乳房病灶，不仅可以从根本上消除病变，而且是防止转移的有效手段。对于Ⅰ期、Ⅱ期和部分Ⅲ期患者优先选择手术和放疗是乳腺癌治疗的第一原则。

（2）延长生命，提高生存质量。对于某些病期较晚的患者，或者由于种种原因不能接受手术或放疗的患者，接受内分泌、免疫、化疗、中药等全身治疗，有助于控制病情进展，提高机体生存质量，维持"带瘤生存"状态。延长生命是治疗乳腺癌晚期患者的最佳原则，也是医学的最高原则。

（3）恢复患者身心健康。对于某些早期乳腺癌患者，接受手术，特别是接受乳房根治术—大范围手术切除后，患者女性的形体美被残酷破坏了。为了使患者恢复到患病前的心理和生理状态，需要进行乳房再造术和其他心理治疗。

乳腺癌在病变尚局限于乳房或区域淋巴结时，应以局部治疗如手术或放射治疗等为主，辅以手术前后的全身治疗，如临床Ⅰ、Ⅱ期及部分Ⅲ期病例。而当病灶广泛或已有全身或远处转移时，则应以全身性治疗为主，局部治疗仅作为配合，为患者争取较长时间低痛苦的"带瘤生存"期。对于某些早期乳腺癌患者，应当考虑到手术后的乳房再造问题。

🧑 何谓乳腺癌的综合治疗方法

乳腺癌的综合治疗方法是指以外科手术为主的，根据不同情况辅以化学治疗、放射治疗、内分泌治疗及中医药治疗等方法中的一种或几种的综合治疗方法。乳腺癌的综合治疗包括以下内容。

（1）外科手术治疗。手术治疗是乳腺癌的主要治疗方法之一，适应证范围较广。病灶仅限于局部或区域淋巴结的病例，首选的治疗方法是手术。乳癌根治术是要求切除患侧的整个乳腺以及肿瘤周围至少5cm宽的皮肤、乳腺周围脂肪组织、胸肌和其筋膜以及腋窝、锁骨下所有的脂肪组织和淋巴结。手术的范围上至锁骨、下至腹直肌前鞘上段、外至背阔肌、内至胸骨旁或中线。

20世纪50年代，有些学者考虑到乳房内侧或中央部位的肿瘤有不少向胸骨旁淋巴结转移，因而提出了"乳癌扩大根治手术"。这种手术方法是在乳癌根治术的基础上，同时切除第2、3、4肋软骨和相应的肋间肌，包括胸廓内动脉、静脉及周围的淋巴结。

20世纪60年代以来，人们认为乳癌一开始就是一种全身性疾病，其手术预后较多地决定于肿瘤的生物学特性和机体的免疫反应，另外随着放射治疗、化疗、激素等辅助治疗方法的进步，人们为了保存乳房的外形和上肢的功能，一些学者转而主张缩小手术范围，提出了改良乳癌根治术、单纯乳房切除术、部分乳房切除术。乳癌手术治疗的目的是使原发肿瘤及区域淋巴结能得到最大的局部控制，减少局部复发，提高治疗后的生存率及生活质量。当前在众多的手术方式之中还没有一种公认的最好的适合于所有乳腺癌类型的手术方式，外科医师的工作之一就是依据每一位乳腺癌患者的肿瘤类型来确定最适合于她（他）的手术方式。

因此，乳腺癌外科手术治疗的基本原则是实施一种治愈率最高，而对乳腺的外形及功能影响最小的手术方法。绝不能够为了考虑术后功能及胸壁畸形而忽略局部治疗的彻底性。

（2）化学药物治疗。大多数患者在接受手术或放射治疗时已经有血行转移存在，只是未被发现而已。因此，化学药物抗癌治疗是一种必要的全身性辅助治疗。接受化疗者应无明显骨髓抑制，白细胞 $>4 \times 10^9$/L、血红蛋白 >80g/L、血小板 $>50 \times 10^9$/L。根据统计，化疗一般可以降低术后复发率40％，但要求连续应用多个疗程，其中对绝经前患者疗效更好一些，而对绝经后患者的疗效要稍微差一些。

对于较年轻的乳癌患者应该更积极地进行化疗。

（3）放射治疗。除少数病例应用于手术前以外，一般作为一种辅助的治疗方法应用于手术后，以防止局部复发，其疗效是肯定的。但对于确无淋巴结转移的早期乳腺癌，不必常规进行放射治疗，以免损害人体免疫功能。如手术时已经有转移，应于术后 2 ~ 3 周在锁骨上、胸骨旁及腋窝等区域进行放疗。放射治疗对于孤立性的局部复发病灶，以及乳癌的骨转移病灶均有一定的姑息性疗效，但作用仅限于照射部位。单纯放射治疗效果不满意。

（4）内分泌治疗。近年发现约 60% ~ 70% 患者的癌细胞中有雌激素受体，这些癌细胞又称之为激素依赖性癌细胞。激素依赖性癌细胞的增长与雌激素受体的存在密切相关，因此，受体检测阳性的乳癌患者应用雌激素拮抗药物可以获得较好的抑癌作用，有效率约60% 左右，而受体阴性者有效率仅 10% 左右。为此，手术切除标本除进行病理检查以外，还应当检测激素受体，这不仅对术后综合治疗方法的选择有重要意义，而且对预后的判断也有一定作用。常用的雌激素拮抗药物为三苯氧胺。

（5）中医中药治疗。中医中药与手术、放疗、化疗及免疫疗法同样被公认为当前防治癌症的五大手段之一。

乳腺癌手术的适应证

（1）乳腺癌根治术。一般认为适应于符合国际临床分期 0、Ⅰ、Ⅱ期及部分Ⅲ期而无禁忌证的患者。然而近年来由于早期乳癌的发现率增高，乳腺癌的手术趋于缩小，对于符合国际临床分期 0 期及部分Ⅰ、Ⅱ期乳癌患者，有人认为已不适用于标准的乳腺癌根治术。

在腋窝触诊中即使已经发现了肿大淋巴结，也难以完全确认是否已经发生了淋巴结转移，在这些肿大淋巴结的术后病理切片中可见其 2/3 的病例已经发生转移。另外仅仅根据触诊还难以判定淋巴结转移的程度（淋巴结转移的多寡）。即使临床触诊没有发现淋巴结转移，术后也发现有 10% ~ 20% 的转移病例。因此，有的学者提出了更具体的手术适应证。

①标准适应证。肿瘤的大小为 5cm 以下，位于乳房的外侧半，腋窝已触及肿大淋巴结。

②特殊适应证。肿瘤的大小已超过 5cm；或者与肿瘤的大小无关，肿瘤已经与胸壁固定，出现皮肤的浸润、溃疡及橘皮样改变，以及经过术前治疗已使乳癌达到上述适应标准的病例。

（2）乳腺癌扩大根治术。乳腺癌扩大根治术是指在乳癌根治术

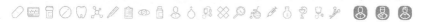

的同时，切除胸骨旁（即乳内血管旁）的淋巴结。适应于原发癌位于乳腺的中央区或内侧区的患者，尤其临床检查腋淋巴结有转移期患者。

（3）乳腺癌改良根治术。乳腺癌改良根治术适用于乳腺癌的 Ⅰ 期或 Ⅱ 期早期患者。

（4）单纯乳房切除术。其适应证为：原位乳癌；微小癌或湿疹样乳腺癌灶仅限于乳头者；年老、体弱、一般情况差，不适合于根治手术者，可以采用单纯乳房切除术，必要时行术后放射治疗；局部晚期病灶，作为综合治疗的一部分实施单纯乳房切除术。

（5）乳房部分切除术。乳房部分切除术适用于早期的没有淋巴结转移的乳腺癌。病例的选择为，肿瘤的直径应小于4cm，与皮肤以及胸肌无粘连；腋窝可以触及孤立的肿大淋巴结，但与胸壁及腋部的血管及神经束无粘连；同时乳房必须足够大，使手术后可以获得满意的乳房外形。

乳腺癌手术的禁忌证

外科手术治疗方法是乳腺癌的主要治疗方法，对于各种不同的手术方式都有其相应的手术禁忌证，因此只有掌握每种手术术式的禁忌证，才能够避免给患者带来不必要的手术风险。

（1）乳腺癌根治术。一般认为其禁忌证分为全身性的禁忌证及局部病灶的禁忌证。

①全身性的禁忌证。肿瘤已经发生了远处转移的病例；患者的一般情况很差，已经出现恶液质者；重要脏器（心、肺、肝脏、肾脏等）有严重的疾病，不能够耐受手术的患者；年老体弱不适合手术者。

②局部病灶的禁忌证。有以下 5 种情况中的任何一项者：皮肤橘皮样水肿，已经超过乳房面积的一半以上；主癌灶周围皮肤可见结节型卫星癌灶；肿瘤直接侵犯胸壁；胸骨旁淋巴结肿大，并已经证实为转移；锁骨上淋巴结肿大，病理证实为转移。或有以下 5 种情况中任何两项以上者：肿瘤破溃；皮肤橘皮样水肿，占全乳腺面积的 1/3 以上；肿瘤与胸大肌固定；腋窝淋巴结最大直径超过 25cm 或者肿大淋巴结已经融合成团；肿大淋巴结已经与皮肤或者深部组织粘连。

（2）乳腺癌扩大根治术。乳腺癌扩大根治术是在乳癌根治术的同时，切除胸骨旁（即乳内血管旁）的淋巴结。目前已很少应用乳腺癌的扩大根治术。

（3）乳腺癌改良根治术。其全身性禁忌证基本与乳腺癌根治术

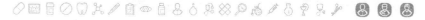

的全身性禁忌证相同。乳腺癌根治术的局部病灶的禁忌证同样也适用于乳腺癌改良根治术。此外对于Ⅲ期乳癌也不适合实施改良根治手术。

（4）单纯乳房切除术及乳房部分切除术。这两种手术术式是在乳腺癌改良根治术的基础上进一步缩小的乳房手术。由于手术的缩小，减少了切除范围，也减少了手术对患者的损伤，从而也就相对提高了患者对手术的耐受性，因此，其全身性禁忌证可以较乳腺癌根治术的全身性禁忌证适当放宽些，而局部病灶的禁忌证则应要求得更严格一些。单纯乳房切除术及乳房部分切除术的手术缩小，其适应证范围也较窄，因为不适当的缩小手术有可能导致癌细胞的残留而使癌症复发，所以在适应证范围以外的病例均不应实施单纯乳房切除术及乳房部分切除术。

乳腺癌手术的术前准备

（1）一般性的术前准备，主要包括心理和生理两个方面的准备。

①心理准备。主治医师应将疾病的诊断、手术方法、可能发生的各种并发症，以及预防措施等各方面都进行充分的研究讨论，对患者及家属就实施手术的必要性、可能取得的效果、手术的危险性、

可能发生的并发症，以及术后恢复过程和预后等都要交代清楚，以取得患者的信任和配合。患者及其家属也应当毫无保留地向主治医师询问自己有关乳腺癌手术、预后等的担心，并获得主治医师的解释，以便对手术有更充分的心理准备。

②生理准备。主要是指维护患者生理状态的准备，使患者能够在较好的状态下，安全度过手术。

适应手术后变化的锻炼：多数患者不习惯在床上大小便，手术前就应练习。手术后患者常因切口疼痛不愿咳嗽，应在手术前教会正确的咳嗽及咳痰的方法。有吸烟习惯的患者，术前2周应停止吸烟。

在实施较大的乳癌手术前应做好血型检定和交叉配合试验，备好一定数量的全血。

手术前应采取各种措施预防感染。提高患者的体质，严格掌握无菌原则，手术操作轻柔，在实施较大的乳癌手术前可以预防性应用抗生素。

乳腺癌的手术前可以不必限制饮食，但从手术前12小时开始应当禁食，4小时开始禁止饮水，以防因麻醉或手术过程中的呕吐而引起窒息或吸入性肺炎，必要时可以应用胃肠减压。在手术前一日应作肥皂水灌肠。

最好在实施较大的乳癌手术前1周左右时间，通过口服、注射或静脉高营养方法为患者提供充分的热量、蛋白质和维生素。

其他准备：如果发现患者有体温升高或妇女月经来潮等情况，应延迟手术日期。手术前晚可以给予镇静剂，以保证患者的充足睡眠。进入手术室前应排空尿液，估计手术时间长的患者还应留置导尿管。此外，应将患者的活动义齿取下，以免麻醉或手术过程中脱落或咽下。

（2）特殊的术前准备。对手术耐受力不良的患者，除了要做好一般性的术前准备外，还需要根据患者的具体情况，做好特殊准备。

①营养不良。营养不良的患者耐受失血、休克的能力降低，组织的愈合能力降低，易发生感染。应在术前尽可能地补充营养，最好能够达到氮正平衡。

②高血压。患者的血压在213/133kPa以下，可以不必作特殊准备。血压过高者，在术前应适当地应用降压药物，使血压控制于一定程度，但并不要求降至正常后才做手术。

③心脏病。心脏病患者实施手术的死亡率是无心脏病者的28倍，心脏病的类型与手术的耐受力有关，心脏病患者的乳腺癌术前准备应在心脏专科医师的指导下实施。

④呼吸功能障碍。凡有呼吸功能不全的患者，都应作血气分析和肺功能检查。严重肺功能不全或极差的患者，手术前并发感染者，必须积极治疗，控制感染，否则不能实施手术。

⑤肝脏疾病。常见的是肝炎和肝硬化。凡有肝病者术前都应作各项肝功能检查。肝脏的轻度损害，不影响手术的耐受力；当肝功能有严重损害，表现有明显营养不良、腹水、黄疸时，一般不宜实施乳癌根治手术。凡是有肝脏疾病的乳腺癌患者，都应通过各种途径，改善全身状况，增加肝糖原储备量。

⑥肾脏疾病。凡有肾疾病者都应进行肾功能检查。轻、中度肾功能损害患者，经过适当的内科治疗，都能较好地耐受手术。

⑦正在应用激素治疗或在 6～12 个月内曾经用激素治疗超过 1～2 周者，肾上腺皮质功能就可能受到不同程度的抑制，可在手术前 2 日开始，应用氢化可的松，每日 100mg；第 3 日即手术当天，应用 300mg。在手术中，出现低血压者，可以静脉注射 100mg。手术后每日 100～200mg，直至手术性应激过去后，便可停用。

⑧糖尿病。糖尿患者对手术的耐受力差，易出现术后并发症。手术前应使患者的血糖稳定于轻度升高状态（56～112mmol/L）、尿糖 +～++。这样不仅对人体没有害处，而且不致因胰岛素过多而发生低血糖，也不致因胰岛素过少而发生酸中毒。如果患者应用降血糖药物或长效胰岛素，均应改用胰岛素皮下注射，每 4～6 小时一次，使血糖、尿糖控制于上述水平。手术应在当日尽早实施，以缩短手术前禁食时间，避免酮生成。

值得提出的是，在为乳腺癌患者进行特殊的术前准备时，针对其各个脏器的疾病，应当请有关的各个专科医师会诊，认真倾听专科医师的意见，从而使术前准备更加完善，提高手术的安全性。

乳腺癌手术的治疗方式

目前临床常用的乳腺癌手术的治疗方式大体上有 5 种术式，即乳腺癌根治术、乳腺癌扩大根治术、乳腺癌改良根治术、单纯乳房切除术及乳房部分切除术。

（1）乳腺癌根治术。自 Halsted 和 Meyer 创用乳腺癌根治术开始，本术式一直为国内外外科医师所采用，已成为国内外乳腺癌手术治疗的标准术式，其手术原则也成为乳腺癌手术治疗的基本原则。该手术原则是：原发癌巢及区域淋巴结应作整块切除；切除全部乳腺组织，同时广泛切除其表面覆盖的皮肤；切除胸大肌及胸小肌；腋窝淋巴结作彻底的扩清。

本术式的麻醉一般采用气管内插管的全身麻醉，或高位硬脊膜外麻醉。对高位硬脊膜外麻醉失败，或患者有高血压、精神比较紧张者，则可采用全身麻醉。

（2）乳腺癌扩大根治术。乳腺癌扩大根治术是在乳癌根治术的同时，切除胸骨旁（即乳内血管旁）的淋巴结。适应于原发癌位于乳腺的中央区或内侧区的患者，尤其临床检查腋淋巴结有转移的患者。常采用的术式有胸膜内式和胸膜外式。麻醉方法与乳腺癌根治术相同。

（3）乳腺癌改良根治术。作为一种标准乳癌根治术的改良术式已经为全世界的外科医师所采用，与标准的乳腺癌根治术主要区别在于保留了胸大肌或同时保留胸小肌，对腋窝淋巴结的扩清与一般根治术同样进行。术后是否需要辅助治疗与一般根治术相似，主要视腋淋巴结的病理检查有无转移、肿瘤细胞的分化程度及激素受体的测定结果而定。

乳腺癌改良根治术有两种方式：保留胸大肌的改良根治手术；同时保留胸大肌及胸小肌的改良根治手术。

麻醉方法与乳腺癌根治术相同。

（4）单纯乳房切除术。一种缩小的乳房手术，仅实施乳房切除及胸大肌筋膜的切除。麻醉方法采用硬膜外麻醉，年老体弱不宜用硬膜外麻醉时也可采用肋间神经阻滞辅以局部麻醉。

（5）乳房部分切除术。仅切除部分乳房或仅切除 1/4 乳房，切除腋窝淋巴结的目的是了解腋窝淋巴结是否受累，明确乳癌的分期，决定是否应用辅助化疗及预测预后，同时控制区域性疾病。腋窝淋巴结的切除应包括腋中、下群的水平。一般情况下腋窝部切口与原发癌巢的切口不相连，当肿瘤在乳腺的外上方时，腋窝部切口可以与原发癌巢的切口相连。

本术式包括 Fisher 方法及 Eeronesi 方法。麻醉应在全身麻醉或硬膜外麻醉下实施手术。

🧑 何谓乳腺癌的放射治疗

放射治疗是指运用可控的人工放射线（γ 线、X 线、电子线、α 线、β 线、中子线等）照射的方法，对机体组织细胞产生电离杀伤作用，达到杀伤癌细胞、治愈癌症的目的，是一种十分有效的治疗恶性肿瘤的方法。它的作用机制是，高能放射线在穿透组织细胞过程中释放出能量，产生电离效应，直接或间接破坏细胞生物体内的 DNA 和大分子蛋白，影响细胞的代谢、生长和分裂，最终导致细胞死亡。放射疗法作为一种治疗乳腺癌的有效手段，具有如下特点。

（1）对人体正常组织破坏较小，可以保持人体的正常外形。

（2）实施照射过程受人体解剖的限制性较小，对手术无法切除的淋巴结和癌组织可以通过局部照射达到杀伤目的。

（3）某些晚期乳腺癌出现骨、脑、肝转移而无法手术治疗时，放射治疗仍然有效，可以起到缓解病情、控制症状、延长生命的作用。

（4）某些有手术禁忌证的患者仍然可以接受放射治疗。

乳腺癌放射治疗的适应证有哪些

乳腺癌细胞对放射线杀伤具有中等敏感度，因此在乳腺癌的治疗中，放疗往往作为综合方法之一，与手术、化疗相配合，以期达到根治目的。放疗在乳腺癌治疗中适用于：术前放疗、术中放疗、术后放疗、姑息放疗、治疗转移癌等几个方面。

（1）术前放疗。可以提高手术切除率，降低局部或区域性复发率及转移率。主要适用于某些原发癌较晚期的病例：原发灶较大，估计直接切除有困难者；肿瘤生长迅速，短期内明显增大者；原发灶有明显皮肤水肿、溃疡或与胸肌粘连者；腋窝淋巴结较大或与皮肤及周围组织明显粘连者；应用术前化疗肿瘤退缩不明显者。实施术前放疗，可以杀伤一定数量的癌细胞，缩小癌肿体积；使癌肿周边细胞丧失活力，杀伤侵入淋巴管内的癌细胞，有利于手术彻底切除；使原发灶及转移灶受到抑制，肿块局限，从而减少手术操作引起血行播散的可能性，提高生存率。

（2）术中放疗。可以减少局部皮肤放射性损伤，减少局部复发。

对于某些较晚期的病例，在手术切除及腋窝淋巴结清扫后，在术中实施整个术野的放射治疗，剂量较大，然后缝合皮肤。这样做可以一次性杀灭残存的癌细胞，防止术后复发，延长生存期。

（3）术后放疗。可以减少局部和区域性复发，限制远处转移，可以降低Ⅱ期病例局部和区域性复发率。适用于：单纯乳房切除术后；根治术后病理报告有腋中群或腋上群淋巴结转移者；根治术后病理证实转移性淋巴结占检查淋巴结总数一半以上，或有4个以上淋巴结转移者；病理证实乳内淋巴结转移者；原发灶位于乳房中央或内侧者。

在手术后，对术野和腋窝淋巴结、锁骨上淋巴结实施放射治疗，可以杀灭残存的癌细胞，提高治愈率。对某些早期病例，可以采用小范围的癌肿切除，加术后放疗，既保持乳房整体外形和上肢功能，又同时达到了根治的目的。对某些较晚期的病例，在接受乳腺癌根治术后，实施放射治疗，可以限制残存肿瘤细胞的转移和复发。

（4）单纯根治性放疗。对某些年迈体弱的Ⅰ、Ⅱ期乳腺癌患者，同时又患有心血管疾病或其他内脏疾病而不适宜手术者，可以实施根治性放疗。

（5）姑息放疗。对某些已经丧失手术机会的乳腺癌病例，仍然可以实施放射治疗，以达到抑制肿瘤发展、控制病情、延长生命的目的。

（6）治疗转移癌。放射治疗是目前为止治疗骨转移疼痛的最好方法。对脑转移也可以起到抑制肿瘤生长，延缓生命的作用。

常见的放疗并发症有哪些

放射治疗的并发症有局部组织损伤和全身损伤。局部损伤有放射性皮炎、放射性食道炎、放射性肺炎、放射性骨炎等；全身损伤有消化系统副反应和骨髓抑制。

如何处理放疗并发症

（1）放射性皮炎。在放射治疗期间，患者应当注意照射野皮肤的清洁，注意用清水清洗，不用肥皂等刺激性物品，忌讳用力擦洗局部皮肤，以免皮肤破溃。清洗后可在局部涂少许油脂防护品，以防皮肤干燥。对水疱可以涂少许甲紫使局部干燥；出现湿性脱皮时，应注意适当暴露皱褶区皮肤，局部衬垫干净纱布。放射治疗期间如在局部皮肤用药，应征得放射专业医师的许可，由于某些药物可能在放射线照射下发生激发射线，应当谨慎选用。

（2）放射性肺炎（肺纤维化）。在放射期间发生干咳、胸闷、气喘、发热等时，应当及时做 X 线胸部检查。轻度病变时可以对症治疗，严重时需要给予糖皮质激素治疗。

（3）消化道反应。在放疗期间，患者应当多饮水，多食新鲜蔬菜、水果，保持充足的营养。在出现食欲障碍时，可以补充多种维生素，给予少量胃动力药，促进胃肠蠕动。

（4）骨髓抑制。在放疗期间，应当每周检查血液指标；给予充足的营养和丰富的维生素。在发生骨髓抑制时，可以给予维生素 B_4、维生素 B_6 等促进白细胞生长的药物治疗。雄性激素或孕酮对刺激骨髓造血功能具有较好的作用。

何谓乳腺癌的化学治疗

乳腺癌的化学治疗是一种应用抗癌药物抑制癌细胞的分裂，破坏癌细胞的治疗方法。化学治疗方法（简称化疗）是在 20 世纪初叶德国的近代治疗学家首先使用的名词。

现代医学认为，乳腺癌是一种全身性的疾病。当然在癌症的早期只是在某一确定的部位出现局限性的癌巢，进一步发展可以波及全身（转移）而成为一种全身性的疾病。乳腺癌的主要治疗方法中的外科疗法、放射治疗方法都是一种强有力的局部治疗方法，如果进行全身性治疗的话，化学治疗方法虽然有着不可避免的副作用，但是在乳腺癌的治疗及延长患者的生命方面还是疗效很好的。化疗是乳腺癌全身性治疗的最佳治疗方法。

乳腺癌的化疗方式

乳腺癌的化疗方式可以分为乳腺癌的手术前化疗、乳腺癌的手术后化疗及晚期乳腺癌的化疗。

（1）乳腺癌的手术前化疗。乳腺癌的手术前化疗方法又称之为新辅助化疗。过去认为乳腺癌的手术治疗，其效果在于能否成功地把最后残存的癌细胞完全切除，但是从现代外科肿瘤学的概念来看，这一观点是较难成立的。现代外科肿瘤学认为乳腺癌是一种全身性的疾病。临床上的早期癌症，不等于体内没有微小的转移癌灶，而是当肿瘤大于 $1cm^3$，重 1g 时，也就是癌细胞达 10 亿（10^9）时才能够被临床检查出来。目前的诊断方法，还不能够检查出 $10 \sim 10^8$ 癌细胞的病变，术前化疗的目的首先是控制原发癌灶，期望通过化疗使癌肿缩小，降低乳腺癌的临床期别，有利于手术或放疗；另外是提高对微小转移病变的控制，减少术后复发和播散。许多资料已经表明，癌症治疗失败的主要原因，是不能够控制患者体内存在的微小转移病变。如Ⅱ期乳腺癌在诊断时就有高危微小转移播散性病变，所以不仅要用手术或放疗控制原发癌灶，而且要用化疗控制播散性的微小转移病灶。

（2）乳腺癌的手术后化疗。乳腺癌经根治性的切除后，为了进一步消灭体内可能存在的微小转移癌灶，采用术后辅助化疗，亦称保驾化疗。常见一些实体瘤手术或放疗后的远期生存率不满意，失败的主要原因是，治疗时有癌细胞进入血液，特别是已经存在的远处微小转移病灶，如果不及时处理，势必逐渐生长，最后危及生命。因此，术后应实施辅助化疗，以有效地防止和治疗那些可能存在的转移灶。

（3）晚期乳腺癌的化疗。晚期乳腺癌采用化疗的治愈率很低，但是姑息性疗效可以达50%以上，可以使生存期延长，生活质量改善。

乳腺癌的化疗方式按给药的途径不同又可以分为口服抗癌药物化疗方法及静脉给药化疗方法。口服抗癌药物产生的化疗副作用较小一些，可以长期用药，但是由于药物要经过消化道吸收，所以根据患者的吸收情况不同，其疗效也有差异；静脉给药化疗方法，由于药物直接进入血流，可以较迅速地杀伤癌细胞，临床上多用静脉给药化疗方法。

近年来，对于已失去手术时机的进展期乳癌及局部复发的乳癌，又开发了经锁骨下动脉及胸廓内动脉入路的动脉化疗方法。经动脉化疗方法与上述的化疗方法不同之处在于，其是一种有效的局部化疗方法。

何谓乳腺癌的新辅助化疗

实施乳腺癌辅助化疗的原则之一就是，手术后尽早地开始辅助化疗。这种在手术后早期便实施的辅助化疗称之为乳腺癌的早期辅助化疗。一般认为，应该在手术后 2 周内开始实施，如无特殊情况，最迟不宜超过手术后 4 周，这在乳腺癌以及大肠癌的治疗中已经得到证实。近年来有国外学者已将术后的早期辅助化疗提早到手术后第 1 日开始，并未出现更多的并发症，远期疗效尚有待于进一步追踪观察。目前，有学者认为，化疗的时机应是越早越好，甚至可以提早到术前。这种将化疗时间提早到手术之前实施的方法，即术前化疗方法，称之为"新辅助化疗方法"。新辅助化疗是乳腺癌综合治疗策略的新发展，有一定的理论基础和科学根据，临床实践亦证明了它对乳腺癌的治疗是有益的，因此得到了越来越多的认可及广泛的临床应用。新辅助化疗方法的主要优点如下。

（1）控制原发病灶，最大限度地使晚期肿瘤缩小，临床期别降低，以便能够手术切除或能够放疗。

（2）控制微小转移病灶，癌瘤往往不是一个局部性疾病，应用手术治疗或手术＋放疗的综合治疗后可使全身治疗推迟 1 ～ 4 个月。

实验证明，这种推迟将增加肿瘤对药物产生耐药性的危险。因为显微镜可见的肿瘤负荷，增加 5 个倍增时间或小于 2 个对数值的增加，产生耐药的突变细胞的危险性可增加 5％ ～ 95％。

何谓乳腺癌的保驾化疗

众所周知乳腺癌的首选治疗方法是手术方法，但是并不是手术切除了乳腺原发癌巢及淋巴结的患者就获得了治愈。近年来已经有人认为，乳癌一开始就是一种全身性的疾病，即使是无淋巴结转移的第一期病例，仍然有 10％ ～ 16％ 死于血行转移。因此，乳腺癌经根治性的切除后，为了进一步消灭体内可能存在的微小转移癌灶，有必要在手术后实施应用抗癌药物进一步进行治疗的辅助治疗方法，临床上称之为辅助化疗，亦称保驾化疗。乳腺癌保驾化疗的有效性在于以下两方面。

（1）Gomptrtzian 定律，肿瘤的主体被手术切除以后，身体内残存癌转移灶的癌细胞总负荷数量大为减少，此时处于 G0 期的癌细胞回复进入分裂增殖周期，瘤体倍增时间大为缩短，此时正是化疗药物发挥杀伤作用的好时机，否则等发展到一定程度，癌细胞增殖比率（Gf）缩小，将贻误化疗药物发挥作用的时机，所以手术后尽早地开始化疗，可获得事半功倍的效果。

（2）由于癌细胞群内生长部分（Gf）与癌细胞总数呈反比，大型肿瘤（分裂增殖细胞占比例少）不敏感的药物有可能对较小转移癌灶（分裂增殖细胞占比例大）有效。

乳腺癌的单一化疗药物

临床常用的单一有效的乳腺癌化疗药物主要如下。

（1）环磷酰胺（CTX）。CTX 是乳腺癌化疗中研究最广，应用最多的一个药物，总的有效率为 35%（10% ~ 62%）。在乳腺癌的治疗中，CTX 有各种各样的治疗方案。有作者认为，CTX 对绝经前或绝经后 1 年的患者有效率为 38%，绝经后 >5 ~ 10 年的有效率约为 18%，因而认为 CTX 对乳腺癌的疗效与卵巢功能有关。另外，CTX 对软组织病灶有效率可达 43%，骨转移病灶 24%，内脏病灶 28%，肝转移伴有黄疸无效。

（2）氮芥（HN2）。治疗乳腺癌的有效率为35%（18%～47%），如果大剂量间歇疗法有效率可增高。20世纪60年代以后较少使用，主要考虑到该药的毒副作用较大。

美法仑（L-PAM）是烷化剂类药物中除CTX外的另一个目前常用的药物。有效率可达30%。

（3）噻替哌（TSPA）。总有效率30%（10%～36%）。因为其骨髓抑制副作用较明显，现已不常用。

（4）氟尿嘧啶（5FU）。5FU是抗代谢类药物在乳腺癌治疗中研究最广的一种药物，有效率可达27%。

（5）氨甲蝶呤（MTX）。乳腺癌的化疗中，MTX是另一个被广泛采用的抗代谢类药物，总有效率为34%（11%～60%）。

（6）阿霉素（ADM）。ADM是目前治疗乳腺癌首选的单一药物，有效率可达41%。

（7）丝裂霉素（MMC）。MMC刚问世时采用小剂量长期给药，结果疗效较低，毒性也大。近期发现间歇大量给药疗法（20～30mg/m^2，静脉注射，每4～6周给药）疗效可达38%，毒性亦相对降低。

（8）米托蒽醌（MX）。MX是蒽醌类抗癌新药，文献报告米托蒽醌对晚期乳腺癌有较高的疗效，而且毒性较低，安全，单用对无化疗史的晚期乳腺癌有效率为15%～36%。平均缓解期为10个月。

（9）顺铂（DDP）。近期发现顺铂对乳腺癌有一定的疗效，而且与剂量相关。顺铂每天 $20mg/m^2$，连用 5 天，每 3 周给药，有效率可达 25%。

常见的化疗毒副反应

抗肿瘤药物的毒副作用主要分为两大类，近期反应和远期反应。

近期反应包括即刻、早期和间期反应，发生在给药的 4 周之内。包括局部反应（局部静脉炎）、造血系统的损害（主要为骨髓抑制的表现）、消化道反应、心脏毒性、免疫抑制、泌尿系统损害、神经系统损害等等。

远期反应包括肺的纤维化、心肌炎、对生育的影响、致畸胎作用等等。

在乳腺癌的化疗中，常见的化疗毒副反应主要是骨髓抑制、消化道反应和心脏毒性。

骨髓抑制是最常见的，表现为各种血细胞数的减少。一般在用药后的 7～10 天出现粒细胞下降，14～28 天恢复，有时时间更长一些。粒细胞下降后的主要危险是感染，当粒细胞绝对数小于 $1\times10^9/L$ 时，感染的机会更大。血小板减少较粒细胞下降出现少，

当血小板 $< 20 \times 10^9/L$ 时，为出血的高危险期，$20 \times 10^9 \sim 50 \times 10^9/L$ 则为低危险期。

消化道反应是很常见的，一般认为是抗癌药物刺激了"化学感受器区"后反射性地引起"呕吐中枢兴奋"，临床上表现为厌食、恶心、呕吐，其发生率约在80%左右。常在用药后1小时开始，持续24小时，有时可以连续2~3天。严重者可以导致电解质紊乱，加重营养不良及恶液质。此外，有的药物还可能引起口腔溃疡、食管炎、结肠炎等消化道症状。

造成心脏毒性的化疗药物主要是蒽环类药物，主要是以ADM为代表的。另外，高剂量的CTX、MMC、DDP、5FU、阿糖胞苷等化疗药物也有可能引起心脏毒性。有人认为自由基可以导致心肌细胞膜或线粒体生物膜上磷脂质中不饱和脂肪酸发生过氧化反应、改变膜结构和通透性引起的心脏毒性。而ADM在人体内还原为半醌自由基，继而产生氧分子自由基，对心脏产生毒性。

由于新的化疗药物的开发，化疗技术的进步，联合用药以及采用预防用药来控制化疗毒副作用的发生，现在临床上发生化疗毒副作用的情况已有所减少。国外有关乳腺癌化疗的文献报告亦同。

乳腺癌的内分泌治疗方式

　　乳腺癌的内分泌治疗方式包括去除内分泌腺体的治疗及内分泌药物的治疗。

　　（1）去除内分泌腺体的治疗。指实施外科手术切除或放射线照射分泌促进乳腺癌生长的激素（或其前身）的器官，包括卵巢切除术、肾上腺切除术和垂体切除术及上述器官的放射线照射治疗。目前较常用的为双侧卵巢切除术。去除内分泌腺体的治疗很少得到完全的治愈，但可使一些患者的疾病得到数年的控制。

　　（2）内分泌药物的治疗。自从合成的雌激素和雄激素问世以来，乳腺癌的药物内分泌治疗才真正得以开展。尤其是能阻断雌激素结合和抑制肾上腺功能药物的发展，使手术切除内分泌器官的应用明显减少，而药物治疗则成为乳腺癌内分泌治疗的主要手段。这些药物可以产生与手术相同的疗效，又没有手术的危险和并发症，停药后可以恢复原腺体的功能，药物毒性小，因此近年来已经被广泛应用。用于乳腺癌内分泌治疗的药物包括性激素类药物如雌激素、雄性激素、黄体素及肾上腺皮质激素，抗雌激素药物如三苯氧胺，抑制雌激素合成药物如氨鲁米特等。抗雌激素药物和抑制雌激素合成药物目前在临床上已经逐步代替了性激素药物和内分泌手术治疗。由于这些药物疗效好，副作用小，可以长期使用，已经广泛应用于临床。

常用的预防性去势方法

乳腺癌常用的预防性去势方法有两种，即手术去势方法与放射去势方法。

（1）手术去势方法。1896 年 Beatson 首先报告了 3 例晚期乳腺癌患者在实施去势手术（卵巢切除术）后获得了奇迹般的效果。此后其他报告亦清楚地表明卵巢切除可使 1/3 ~ 2/5 转移性乳腺癌的患者之转移灶缩小，有效者的生存率为无效者的 2 ~ 3 倍。由于治疗性去势确能使患者的生存期延长，一些研究者支持预防性去势，以期望防止复发，继而改善总生存期。

目前双侧卵巢切除术已作为绝经前晚期乳腺癌患者的主要治疗手段之一，对雌激素受体阳性者可以作为一线手段应用。其疗效主要与患者的年龄有关，35 岁以上的绝经前以及绝经 1 年以内的患者疗效最好，可达 35% 以上；35 岁以下的有效率仅为 20% 左右；绝经一年以上者低于 6%。雌激素受体阳性、软组织转移、术后无瘤生存期超过 2 年以及月经周期规律均是产生有效反应的有利条件。

晚期乳腺癌双侧卵巢切除的疗效多不持久，其原因系卵巢切除后的一段时间后，血中雌激素又开始升高，其中小部分是肾上腺分泌的雌二醇，大部分是肾上腺分泌的雄激素前体雄烯二酮在周围组织中经芳香化作用而成。因此对卵巢切除有效的病例，可再实施肾上腺切除术，或者其他的激素治疗，有效率仍可达40%～50%。

手术切除卵巢是快而有效的方法，副反应小，手术后也不必用任何辅助药物。术后可以有绝经后的综合症状，但消失很快。卵巢切除一般无手术相关的死亡。

（2）放射去势方法。即通过照射卵巢使卵巢失去功能而达到去势目的的治疗方法。乳腺癌去势照射的设计，是根据卵巢的解剖位置来找出其在体表的投影部位。如患者子宫位置正常，取仰卧位时，以脐和髂前上棘连线的中点与耻骨联合中点作一连线，此连线的中点即为卵巢的体表投影。如果患者的子宫位置异常，可以根据子宫位置作相应的调整。设计照射野时，以上述体表标志为依据，经B超及CT检查校正，以双侧卵巢的投影点为卵巢中点，设一个12cm×8cm或10cm×5cm的照射野，采用钴60或高能X线，卵巢部位吸收剂量2000CGY/10次/2周左右照射，即可达去势目的。

现在一般认为，手术去势方法与放射去势方法的疗效相当。但手术切除卵巢更为可靠和彻底，显效时间较快；而放射去势方法显效时间要延迟到几周以至几个月之后，而且消除效果并非永久性的。

约有1/3的患者在放射去势后仍有月经出现。因此对晚期乳腺癌患者，一般首选手术去势方法，仅在有其他疾病而不能手术者或肿瘤进展较慢的病例选用放射去势方法。

用于治疗乳腺癌的激素类药物

用于治疗乳腺癌的激素类药物主要有雌激素、雄激素、黄体素及肾上腺皮质激素等。

常用的抗雌激素药物

目前临床上最常用的抗雌激素药物是三苯氧胺（TAM）。三苯氧胺是一种非甾体类的抗雌激素药物，研究早期仅作为绝经后晚期乳腺癌的姑息治疗应用。如今，三苯氧胺可以为各期乳腺癌选择病例提供有益的内分泌治疗；同时已经有计划地应用于乳腺癌的高危人群，以评价其预防乳腺癌的价值。

除三苯氧胺外其他的抗雌激素药物还有：枸橼酸氯米芬是对乳腺癌最先显示有活性的抗雌激素药物，对乳腺癌的治疗作用未被证实。萘甲羟胺为合成非类固醇抗雌激素药物，反应率为30%左右，受体阳性者反应率较高，而受体阴性者几乎无反应。曲利昔酚甲磺酸盐是一种与三苯氧胺疗效及毒性相似的有效药物。托瑞米芬作为一种三苯乙烯抗雌激素的化合物，现正在临床试验中，它与雌激素受体有较高的亲和力，但疗效希望不大。Szamel等报道了托瑞米芬可影响血中多种性激素水平，但却未发现有抗肿瘤作用。

雌激素合成抑制剂治疗乳腺癌的机制

临床上常用的雌激素合成抑制剂为氨鲁米特，本药也是一种肾上腺功能抑制剂。其治疗乳腺癌的机制如下。

（1）具有抑制肾上腺皮质激素合成的作用，阻滞胆固醇转变为雄烯二酮。

（2）氨鲁米特还是一种强力的芳香化酶抑制剂。绝经后妇女的雌激素，主要由肾上腺分泌的雄激素前体雄烯二酮经芳香化酶转变而来，氨鲁米特对此酶转变为雌激素有抑制作用，从而切断绝经后妇女体内雌激素的主要来源，结果使体内的雌激素水平进一步降低。近年来，发现氨鲁米特同时具有在周围组织中抑制芳香酶的作用，从而抑制了雄性激素转化成雌激素，因此在绝经后的妇女应用氨鲁

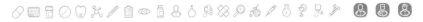

米特后几乎可以完全抑制雌激素的合成，从而可以完全替代肾上腺切除术以治疗晚期乳腺癌。

（3）能加速糖皮质激素（如地塞米松、泼尼松）的代谢，使人体血液中可的松水平降低。

何谓乳腺癌的免疫疗法

由于免疫疗法需要应用生物工程技术及其有关方法，生产出类似人体免疫调节物的蛋白质、肽类、细胞，用于治疗恶性肿瘤，又称为生物治疗。生物治疗是传统肿瘤免疫和现代免疫生物学、分子生物学、生物工程技术相结合的产物。一般认为凡可直接或间接用于修饰和改变人体与肿瘤的相互关系，强化人体防御系统对肿瘤细胞的生物应答和识别，使之保护机体杀伤肿瘤，而产生治疗效果的物质都称之为"生物应答调节因素"。

免疫疗法是通过从体外补充、诱导或活化机体内本来固有的生物应答调节系统，活化和调动具有细胞毒活性的生物活性细胞和（或）因子，以调整各种免疫杀伤性的生物反应。

（1）生物治疗的主要作用机制

①向体内注入免疫效应细胞和介质，以增强宿主的防御能力。

②增强或恢复宿主的抗癌效应因子作用，减少对宿主的有害成分。

③通过修饰过的肿瘤疫苗增加细胞对宿主抗瘤效应的敏感性，增强机体的应答能力。

④减少肿瘤恶性转化和转移，促进肿瘤分化成熟，使之向正常细胞转化。

⑤控制血清中的免疫抑制因子，抑制肿瘤细胞产生的促生长因子。

（2）目前主要的免疫调节方式有：激活巨噬细胞和中性粒细胞；诱导自然杀伤细胞活化；诱导 T 细胞的分化增殖；通过产生各种细胞因子，进一步活化细胞毒活性细胞。

（3）临床常用的生物制剂种类

①免疫调节剂。包括细菌浸出物、病毒、植物多糖、生物化合物等。

②淋巴因子/细胞因子。包括干扰素、白细胞介素、肿瘤坏死因子、克隆刺激因子等。

③效应细胞。包括有巨噬细胞、辅助 T 细胞、细胞毒 T 淋巴细胞、肿瘤浸润淋巴细胞、淋巴因子活化的杀伤细胞、自然杀伤细胞等。

④肿瘤相关抗原。特异性主动免疫制剂。

⑤单克隆抗体及其交联物。

中医怎样对乳腺癌进行辨证论治

中医学理论认为"乳头属足厥阴肝经，乳房属足阳明胃经，乳房外属足少阳胆经"，因而乳房的病变多与这些经络所属脏腑功能紊乱有关。历代中医学家运用中医理论对乳腺癌的症状进行辩证分析，归纳乳腺癌的病因是情志不畅，抑郁成疾。认为乳腺癌的病机是肝气不舒，气机运行不畅，致使经络、脏腑、气血、阴阳失调，气滞血瘀，痰凝聚瘕，蕴毒成瘤。通过对大量乳腺癌患者的临床资料总结分析，我国中医肿瘤协作组组织专家反复讨论，大体将乳腺癌的临床表现分为：肝气郁结、冲任失调、毒热蕴结、气血亏虚四个证型。

（1）肝气郁结型。患者表现为七情所伤，所愿不遂，肝郁气滞而胸胁胀痛，急躁易怒，乳房部肿块皮色不变，块硬如石，舌质正常或有瘀点，舌苔薄黄或薄白，脉弦有力。治以疏肝解郁，健脾消核，以中药"加味逍遥散"加减治疗。

（2）冲任失调型。患者表现为月经不调，伴有腰膝酸软，乳块皮核相亲，推之不移，舌淡或紫暗，苔薄，脉濡细无力或涩。治以健脾利湿，软坚散结，以中药"二仙汤"加减治疗。

（3）毒热蕴结型。患者表现为身心烦热，便干溲赤，乳房结块增大，肿块处青筋暴怒，创破翻花，溃流黄水或污血，乳头内陷，舌绛红，苔薄黄或中剥，脉弦数。治以清热解毒，活血化瘀，以中药"清瘟败毒饮"加减治疗。

（4）气血亏虚型。患病晚期，患者表现为心悸气短，面色苍白，形消体瘦，神疲乏力，不思饮食，乳房肿块溃烂蔓延，创色紫暗，污水味臭，舌淡或绛，苔薄或黄苔，脉沉细无力。治以调理肝脾，补气养血，以中药"益气养荣汤"加减治疗。

可以用于治疗乳腺癌的中成药

可以用于乳腺癌治疗的传统中成药有小金丹、醒消丸等；后来研制的中成药有至灵胶囊、益肾合剂、扶正解毒冲剂、天仙丸等。这些中成药大多为扶正解毒并举，标本同治，对于调整患者的机体状态，在放化疗过程中减毒增效可以收到良好的效果。而且，中成药的服用方法简单，便于携带，也是其相对于汤剂的优势。

当然，由于乳腺癌患者的病情每人各不相同，特别是当出现一些比较特殊的情况时，不要只知一味地使用这些中成药，而忽略了中医辨证论治的原则。因此主张在有经验的中医师的指导下服用上述中成药。切记不可由于认为中医药的毒副作用小，而随意用药。

常用于治疗乳腺癌的单方、验方

（1）鲜天门冬 30 ~ 60g 水煎服，每日 1 剂；或剥皮后生吃，用适量黄酒送服。

（2）霹雳果 30 ~ 60g，水煎服，每日 1 剂。

（3）生蟹壳焙干后研末，吞服或黄酒送服，每日 6g。

（4）蜈蚣 1 ~ 2 条，焙干研细，和鸡蛋 2 枚同炒食。

（5）山慈菇 15g，雄黄 6g，露蜂房 15g，先分别研末，再和匀共研，每服 1.5g，每日 2 次。

（6）壁虎 2 条，浸香油内，2 个月后，用鸡毛蘸油涂患处。

需提醒注意的是，应用以上介绍的这些方法或从其他渠道得来的方法时，均应在医生指导下进行；不能因为应用这些方法而影响乳腺癌的系统治疗。

对晚期乳腺癌患者应如何综合治疗

晚期乳腺癌是指已经有明确远处转移的病例，此时患者的一般状况多数较差，对一系列治疗打击的承受力下降。因此，如何制订综合治疗方案，对治疗的成功和患者的预后十分重要。

（1）一般认为化疗 + 手术 + 放疗 + 内分泌治疗是稳妥的方案。术前应用化疗或局部放疗，使原发肿瘤缩小，或使转移灶得到一定程度的控制，可以使原来不可手术的病例获得手术机会；术后的辅助性化疗及放疗，可以减少术后发生转移或复发的机会，提高生存率。对乳腺癌晚期病例中的绝经前且雌激素受体检测阳性者，及早施行卵巢切除术是必要的。

（2）中医中药治疗常可较好地缓解症状，减轻以上各种治疗带来的毒副反应，增强放化疗的治疗效果，延长患者的生命，提高生活质量，因此也是值得提倡的。

（3）对症治疗也是晚期乳腺癌的重要治疗手段之一。如晚期乳腺癌患者可能出现局部溃疡、剧烈疼痛，则应予局部适当的外治及止痛疗法；出现远处脏器转移时，应根据转移脏器受累后所出现的症状进行治疗；至后期出现恶液质时，应予支持疗法。

（4）在对晚期乳腺癌患者的治疗中，心理治疗也应引起足够的重视。鼓励患者正确面对自己的疾病，树立战胜肿瘤的信心及勇气，始终以积极向上的精神状态配合各种治疗，是晚期癌治疗的一个重要方面。

第 5 章

康复调养

三分治疗七分养，自我保健恢复早

患有乳腺增生病的女性应注意些什么

首先应注意改变生活中的一些环境行为因素，从根本上防止乳腺增生病的进一步发展。如调整生活节奏，减轻各种压力，改善心理状态；注意建立低脂饮食、不吸烟、不喝酒、多活动等良好的生活习惯；注意防止乳房部的外伤等等。

在乳腺增生病的治疗过程中，要积极配合医生的诊断治疗。应在自己信任的某医院或某专科医生处相对稳定地治疗一段时间，不要频繁更换，以免因医生不了解全部病情而重复检查或做出不正确的处理；应坚持用医生的处方用药治疗完规定的疗程，不要因一时没有见到明显的疗效而轻易放弃原疗法，又重新开始新的方法；在治疗过程中，严格遵守一些宜忌原则，如服中药期间应忌食生冷、油腻、腥发、辛辣等食物；有些活血化瘀药物在月经期应停服；在治疗过程中如出现感冒及各种感染性疾病时，先治疗新出现的急性病，再治疗乳腺增生病。乳腺增生病是一个慢性过程，所以其治疗也不是吃几天药就能立即解决问题的，但也不能因为患了乳腺增生病就吃一辈子药。那么，怎样掌握这个尺度呢？什么样的情况需要治疗、什么样的情况可以暂时停止治疗、停止治疗多长时间后需要再进行治疗呢？这要根据每一个患者的不同情况而确定，不可一概而论，而且应该由每一个经治医生提出具体方案。对于患者来讲，则应注意体察自己病情的变化，随时与医生交流自己治疗后的感受；在治疗间歇期间，应学会自我检查方法，发现问题及时就诊；至少每半年到经治医生处体检一次，以使那些细小的变化能够在较早期被检出。

由于乳腺增生病患者中年龄较大、病史较长、肿块较大且硬、肿块与月经关系不甚明显者、有乳腺癌家族史者，特别是曾经活检证实为乳腺非典型增生者，比较容易发生恶变，所以这样的患者应较普通增生的患者更为警惕，必要时可考虑手术活检。

乳腺增生病患者还应注意的是要对疾病有一个正确的认识。既不可以无所谓的态度对待它，认为它不妨碍生活和工作而不予理睬，又不可过分紧张，总是害怕它会在某一天恶变成癌而惴惴不安。只有正确地看待疾病，才能做好疾病的康复保健，有效地防止乳腺癌的发生。

如何根据临床情况来判断乳腺癌的预后

判断乳腺癌患者的预后，主要还是看癌细胞的扩散程度，其次是局部肿瘤的大小。

如果癌细胞在局部的体积已经很大，手术不能够全部切除干净；如果已经有远处重要脏器转移，或为癌细胞的转移造成了有利条件，都会危及患者的生命。因此在国际上判断乳腺癌是否晚期的重要指标，就是有无远处转移。一旦发现有远处转移，无论是否在乳房发现有可以触及的肿块，都是癌症的晚期。

如何运用临床分期指导治疗，并判断预后呢？以国际 TNM 分期为例。

0 期：癌细胞仅发生于乳腺上皮组织内，无浸润扩散，患者预后最好，绝大部分患者可以通过乳房单纯切除术一次性治愈。

I 期：癌细胞已经浸润到乳腺上皮的邻近组织内，但尚无淋巴转移和远处扩散，仍局限在乳房部位，患者预后较好，可以通过手术方法将癌细胞清除干净，大部分患者仍可以一次性治愈。

II 期：癌细胞浸润到乳腺上皮周围组织，并开始进入周围淋巴组织，患者预后不如 I 期，但仍有少部分患者可望通过手术加放疗、化疗等方法的协同治疗，达到治愈目的。

III 期：癌细胞在乳房广泛浸润扩展，出现广泛的区域淋巴结转移，患者预后较差，因为已经有周围淋巴结转移，单纯手术治疗已经不能完全根治清除体内的癌细胞，需要多种方法的综合治疗。

IV 期：是乳腺癌的晚期，已经有远处脏器转移，患者预后极差。

临床上对此类患者往往采取姑息治疗的方法，期望能够达到减轻病痛、延长生命之目的。

如何根据病理类型来判断乳腺癌的预后

癌细胞的不同生物行为是有规律可循的，病理诊断就是通过对癌细胞的形态观察，分辨出不同生物学行为的癌细胞种类，由此推断癌症的严重程度及其预后。

（1）从癌症发生、增殖、扩展的过程分析。非浸润癌（原位癌）是癌肿的始发阶段，此时癌细胞尚局限在上皮组织范围内，没有发生转移，因而预后较好。早期癌是原位癌开始出现浸润扩展的初期阶段，但癌细胞的浸润范围很小，一般也未发生转移，预后也较好。进入浸润癌阶段，癌细胞便在局部和区域淋巴结发生了侵犯性扩展和转移，预后当然较差。一旦发现有远处脏器转移，患者便进入癌症的晚期，预后差。

（2）从癌细胞的发源组织分析。浸润癌是癌细胞恶性增殖到一定程度的阶段性概念，根据癌细胞在发生突变前的原形细胞是否来源于腺上皮组织，又可分为浸润性非特殊型癌和浸润性特殊型癌。非特殊型癌的癌细胞来源于乳腺腺上皮，经常受到体内雌激素的影响，预后比特殊型癌差。而特殊型癌则源于乳房部位的表皮组织，不受雌激素影响，增殖发展较为缓慢，预后比非特殊型癌要好。在非特殊型癌中，由于"硬癌"的癌主质少间质成分多，癌细胞的侵袭性强，易于转移，恶性程度最高；"单纯癌"的癌主质与间质比相当，恶性程度次之；"髓样癌"尽管癌细胞密集，癌细胞主质成分多其他间质组织少，但癌块常常呈集团样生长，侵袭性弱，转移概率小，因而相对恶性程度更低一些。

（3）在同一类型的癌中，癌细胞分化的程度也是判断预后的重要因素。"高分化癌"的细胞分化程度较为完全，细胞增殖周期相对要长，癌瘤的发展进度较慢，发生转移少，预后较好；"中分化癌"次之；"低分化癌"又次之；"未分化癌"的细胞呈现出原始生物细胞的形态，表现出原始细胞的快速增殖和分裂活跃，最容易发生转移和大范围扩散，预后最差。

（4）在进行病理诊断时，应当十分关注区域淋巴结和远处转移的情况。一旦发现在远离乳房的淋巴结或其他脏器转移，说明其病情已进入晚期。

🔟 乳腺癌的临床治愈是指什么

严格讲乳腺癌治愈的概念，应当是指完全清除和彻底杀伤人体内所有癌细胞。但乳腺癌是由许多发生基因突变的癌细胞所构成，当增殖到一定阶段，癌细胞就突破了组织间的界限，开始在局部浸润，出现淋巴结扩散，以至于全身远处转移。在现有技术条件下，人们还无法确定残存在人体内的单个癌细胞，以及直径小于3mm的癌细胞团（微小癌灶）。人们判断体内是否还有残存的癌细胞灶，主要依靠手术后的病理学检查，从而确定是否切除干净，是否有淋巴结转移，是否有多中心发生癌并发等等。此外，还需要结合其他辅助检查，如骨放射线核素扫描等等。于是人们在确定临床是否治愈时，在治疗完成后，增加了一个追踪是否有复发或转移的观察期。亦即在通过手术治疗或其他方法彻底清除和杀伤了局部癌肿块和周围淋巴结转移灶后，继续追踪观察5年，如无复发，才可以认为是临床治愈。

一般来讲，乳腺癌的治愈是指经过各种治疗之后，癌瘤全部消失，治疗后5年不复发或出现转移。

如何在日常生活中注意乳房的保健

怎样在日常生活中注意乳房的保健呢？其实只需在以下方面多加留意即可，并不需要多花费时间和精力。

（1）营养充足，保持乳房部的肌肉强健，脂肪饱满。

（2）行端坐正，保持优美的体态，特别是不能含胸，应挺胸、抬头、收腹、直膝，使优美的乳房能骄傲地挺出，女性的风采充分展示。

（3）根据自己乳房的情况佩戴质地柔软、大小合体的乳罩，使乳房在呈现优美外形的同时，还能得到很好的固定、支撑。

（4）注意保护乳房，免受意外伤害，在拥挤的公共汽车上及逗弄小孩时尤其应该注意。

（5）注意乳房的清洁，经常清洗乳房，特别是乳头乳晕部，这一点对于那些先天性乳头凹陷者来讲尤为重要。

（6）定期对乳房实施自我检查，定期到专科医生处做乳房部的体格检查，有必要时还可定期做乳腺 X 线摄片。在自我感觉不适或检查发现问题时，应及时就诊，以早期诊断、早期治疗各种乳房疾病。

更年期妇女服用激素替代剂会导致乳腺癌吗

更年期妇女由于卵巢功能衰退，体内雌激素分泌量减少，有些妇女会出现"更年期综合征"的表现，如月经紊乱，烦躁易怒，精神疲乏，头晕耳鸣，心悸失眠，烘热汗出等，严重者出现性格改变及轻度精神失常。更年期是由壮年向老年过渡的时期，是一特殊的生理变更时期，应做好充分的身心准备。

近年来，国外比较盛行在更年期服用激素替代剂，以缓解更年期综合征的表现，国内也开始有使用激素替代剂者。更年期妇女是否应该服用激素替代剂是有一定争议的问题。有学者认为，服用激素替代剂可以补充更年期妇女内源性激素的不足，有效地缓解更年期综合征的各种症状，并可预防妇女在绝经后由于雌激素分泌锐减而发生的冠心病、骨质疏松症等。因此，应该说服用激素替代剂对处于更年期的女性是有一定益处的。但是，服用激素替代剂会否导致乳腺癌的问题，近年来引起了国内外学者愈来愈多的关注。

更年期妇女服用激素替代剂应慎重。如果无明显的更年期综合征的表现或仅有较轻程度的不适感，则可不服用激素替代剂而使用其他方法，如积极锻炼身体，参加丰富多彩的社会活动，以保持良好的心境和身体状况。确有明显的症状者，可服用中药，或在医生指导下少量、短期服用激素替代剂。

如何进行乳腺癌防癌普查

乳腺癌防癌普查一般由某一级卫生行政管理部门组织实施，参加普查工作的应是具有一定经验的、从事乳腺癌防治工作的专业人员。一次普查的时间视普查的规模及参加普查工作的人数而定，但对于每一个受检人员来讲，每1～3年接受1次普查是比较合适的。

普查的第一步是流行病学调查，由专门从事乳腺癌防治工作的医务人员做详尽的调查。如月经史，特别是月经初潮年龄及绝经年龄；婚姻生育史，含初婚年龄、婚姻维持时间、分娩次数、流产次数等，特别是首胎年龄及哺乳情况；个人史及家族史，如是否吸烟、喝酒，是否在乳腺癌高发区较长时间生活过，有否接触射线史，特别是有否母系乳癌家族史。

普查的第二步是由医师对受检人员作详细的体格检查，包括望诊及触诊。鉴于体格检查受医师的经验、检查环境、检查工作量及工作态度等多种因素的影响，所以体格检查的结论往往不是百分之百的可靠，会有一定比例的漏诊和误诊，因此有必要在体格检查的基础上再进行有关的辅助检查。

普查的第三步就是由医师对受检人员进行有关的辅助检查。在普查中应用的辅助检查，只是作为初筛之用，因此应是各种无创伤或创伤很小的、简便快捷的仪器检查，如液晶或红外热图、近红外扫描、B超及钼靶X线摄片等。对于那些经上述检查初筛后，发现有可疑病变者，或那些属于乳腺癌高危人群且年龄在35岁以上者，还可进行细针穿刺细胞学检查。由于各种检查仪器及手段都有其局限性，所以，不要对任何一种辅助检查的结果过于迷信。也就是说，尽管普查是防止遗漏已出现的病变、早期检出乳腺癌的一个重要手段，但也要看到其局限性，正确评估和分析普查结果。

另外，需提醒检查者注意的是，对那些属于高危人群者，在检查时应格外重视，对她们乳房中的微小改变亦不可轻易放过。

如果您属于乳腺癌"高危人群"该怎么办

如果您属于乳腺癌"高危人群"，也就是说，您具有以下几种情况中的一种或一种以上，则应视为"高危人群"，即月经初潮早、绝经迟；35岁以上未育或35岁以上生育第一胎；母系（母亲、姐妹、女儿、外祖母等）乳癌家族史；良性乳腺病史；对侧乳房乳癌史等。在这种情况下，您应每半年至一年到专科医生处进行一次常规性的乳腺检查；如果您年龄在 45 岁以上，则应每年行双侧乳房钼靶 X 线摄片一次，每 1 个月进行一次乳腺自我检查，方法同上。如果患有良性乳腺病，如乳腺增生病、乳腺纤维腺瘤、导管内乳头状瘤等，应积极治疗，如内服或外用药物治疗等，当保守治疗无效、高度怀疑恶变时，可行肿物切除或预防性乳腺切除术。如果您平日乳房无不适感，特别是已绝经多年者，突然出现乳房不适，一侧乳房增大，乳头抬高，乳头及乳晕部位瘙痒、皮疹，乳头血性或浆液性溢液，乳房疼痛、作胀，乳房肿块，一侧腋窝部或肩背部、上臂等部位酸痛不适等，应引起高度重视，立即到专科医生处进行必要的检查、治疗。

当然，所谓"高危人群"只是根据流行病学研究后认为比普通人群有更大的可能性患乳腺癌，并不意味着百分之百的都会患乳腺癌，所以，不必因此而寝食难安，认为自己必患乳腺癌无疑，更不要因此就要求将目前尚无病变的乳房作预防性切除，那样做是不必要的，甚至是有些愚蠢的。应该正视它，平时心情愉快地生活、工作、学习，不要总是想着，我是不是生癌了？有时，愈是紧张、害怕，愈容易引起机体内环境的紊乱，愈是有可能加速癌变的过程。但是，也不可非常大意，认为这无所谓，自己反正还年轻，目前也没有任何患癌的迹象，可以不去理它，因而该做的自我检查及定期检查因工作忙或其他事情而搁置一边，这也是十分不可取的。正确的做法是，要坚持进行自我检查和固定医生处的体格检查；戒除不良行为习惯，如吸烟、酗酒、进食过多的甜食及高脂肪饮食等生活习惯，过于紧张、劳累的工作节奏，不哺乳、不生育或过晚生育的"时髦"做法等；进行适当的体育运动，保持良好的体型及身体状况；积极治疗良性乳腺病等。只要您能既重视又不惊慌失措，即使发生恶变，也能尽早发现，从而获得良好的预后。

良性乳腺病患者应如何进行自我保健

（1）患有良性乳腺病目前正在接受各种诊断治疗者，应积极配合医生的治疗，遵照医嘱，按时服药及做各种治疗，并注意体力上的休息与精神上的放松，对自己所患的疾病既要给予足够的重视，又不要过分多虑。

（2）患有良性乳腺病的女性，应该根据自己所患的疾病，采取相应的保健措施。如患有哺乳期急性乳腺炎者，应注意局部的清洁，并将乳汁用吸奶器吸净，必要时还要回奶；患有乳腺增生病的女性，应注意调整自己的情绪和生活节奏，并注意观察自己乳房肿块的变化及自觉症状的变化，随时与医生交流；患有乳腺纤维腺瘤的女性，应注意自我检查，当发现腺瘤有所增大或其他性状有所改变时，需及时到医生处体检，并可考虑在妊娠之前将较大的纤维腺瘤切除，以免生变；患有各种乳房发育异常的女性，应在日常生活中注意自己乳房的特殊性，如需手术应积极配合医生，做好整形手术的生理及心理准备。

（3）既往患有良性乳腺病的女性，如果现在良性乳腺病已基本治愈，不用接受药物或其他治疗了，也不可掉以轻心，应定期自我检查，如发现乳房出现以往患病时的症状或其他新的不适感，应立即看医生；并注意饮食起居中乳房的自我保健。

乳腺癌患者应如何看待自己的疾病

如今患了癌症也并不像人们所想象的那样，是患了"不治之症"，得了就死。许多癌症术后5年以上生存率已有明显提高，特别是像乳腺癌这样发生于体表器官的恶性肿瘤，其预后是比较好的。如果乳腺癌能够在较早期发现，并及时手术治疗，则术后5年以上生存率可达90%左右。因此如果患了乳腺癌，千万不要悲观，应勇敢地面对现实，积极与癌症做斗争。只要正确看待自己的疾病，既重视它，积极治疗它，又藐视它，不把它放在心上，才能很好地配合医疗及护理，战胜疾病。

🔣 乳腺癌患者手术后应注意些什么

乳腺癌术后，医院及家庭肯定会给予患者很好的治疗及护理，乳腺癌患者本人也不要仅仅是被动地接受，而是应该积极主动地做一些努力。患者的积极配合，是保证治疗效果的重要因素。

首先，乳腺癌患者本人应树立战胜疾病的信心，保持乐观向上的情绪。当然，患了癌症是一件痛苦的事，这是可以理解的。手术后，以失去一侧乳房作为代价去换取生命，但亦不知这生命能维持多久，对于每一名热爱生命的女性都势必是一次致命的打击。有时，坚强的信念是会创造奇迹的。而且，对于那些病期较早，术中尚未发现有淋巴结转移的病例，更有理由充满信心，因为这样的病例通常预后是相当好的，术后 5 年以上生存率常可达 90% 以上，相当一些患者可以术后无瘤或带瘤生存 10 ~ 20 年，其中有些患者可以无瘤生存 20 年以上，即已获临床治愈。所以患者不应沮丧，要打起精神，为下一步的治疗做好充分的心理及生理准备。

解决了思想问题后，应争取顺利度过术后恢复时期，配合医疗及护理，尽快恢复体力，准备接受放、化疗或其他治疗。尽可能地进食营养丰富的食物,保证充足的睡眠,适当做一些力所能及的活动,并进行术后身体锻炼。在进行术后放、化疗期间,减少外出,适时增减衣服,避免感冒,能食则食。无论接受何种治疗,只要条件允许,尽可能坚持做完规定的疗程,不要半途而废。

在乳腺癌临床缓解期,经医生同意,可做适当的轻工作。积极投身社会,做一些有价值的事情,提高自己的生存质量,对疾病的康复是有益的。只是注意不要过于劳累,要随时根据身体情况调整工作量和工作强度。

另外,应体谅自己的家属,他们的痛苦和承受的压力并不亚于患者本人,不要无端地烦恼生事,那样不仅使家属更痛苦,而且不良的情绪对病情也十分不利。正常平和的心态是最终使疾病获得痊愈的前提和基本保证。

如何看待及使用治疗乳腺癌的偏方、验方及气功等方法

一般来讲治疗乳腺癌的偏方、验方及气功等方法,大多是来自民间的疗法,多为根据中医理论及医者的临床实践总结出来的、有一定疗效的方法。应该说,适时、适量、适度地应用这些方法治疗

乳腺癌，是有益而无害的。

有些患者常常是"有病乱投医"，只要听到有人提到哪里有一家医院或一名医生可以治疗乳腺癌，马上终止了原来的治疗，赶去看病、治疗，而不久又听说另外一名医生治疗乳腺癌很好，又中断这里的治疗，赶往另一家；还有的患者，在医院化疗的间歇，听说某一位医生有一种神奇的抗癌药，便不顾一切地中断化疗，前去服药；另有些患者，听说气功可以治疗乳腺癌，便停止放、化疗及口服中药，去练气功。如此混乱的、非正规的治疗，对乳腺癌的治疗肯定是有百害而无一利的。其中有些患者因为自己乱寻医药，盲目地信任那些难免有不实之词的宣传，而放弃了在正规医院的系统治疗，失去了最佳治疗时机，为此付出了生命的代价，这些血的教训一定要认真吸取。

也有些患者则恰恰相反。她们拒不相信那些民间疗法，包括一些强身健体的功法也不相信，这也有些失之偏颇。实际上，乳腺癌患者在接受医生的正规治疗及监控的前提下，在真正的医生指导下，正确应用一些民间疗法是很好的，可以配合系统治疗，提高疗效，增强体质，减轻放、化疗的毒副反应。应用时应慎重选择治疗方法，一经选定后，应治疗一段时间，不要急于求成，反复更换、试用不同的疗法，造成治疗上的混乱。

乳腺癌患者能结婚、生育吗

一般来讲，35 岁以下的病例腋淋巴结转移率较高，预后较差；而老年患者肿瘤生长较慢，出现淋巴结转移较晚，预后较好。未婚女青年患乳腺癌以后，病情进展可能相对比较迅速，其中一部分患者可能于较早期即已出现了淋巴或血行转移，而预后不良。这些患者在病情得以控制之前，一般不宜考虑结婚，即使结婚也不宜生育，因为在肿瘤正在发展的过程之中，结婚生育对患者不利，妊娠期间可能还会使病情进展呈急进性，放、化疗等对胎儿的生长发育也会带来损害。如果在发现肿瘤时是较早期，而且未发现有明显的肿瘤转移，经手术及术后各种辅助治疗，病情稳定，已进入临床缓解期，此时考虑结婚生育是可以的。

乳腺癌患者应在婚前认真进行全面的体格检查，未发现有肿瘤复发及其他严重疾病方可结婚；婚后的性生活不要过于频繁，同房时不要过于激动，且在各种治疗后的体虚之时应暂时停止性生活，待体力逐渐增强后再恢复性生活；要采取有效的避孕措施，避免因怀孕促发肿瘤的转移与复发；实在想要孩子，则应在做好充分的生理、心理准备的前提下，在认真听取专科医生的意见后，并在医生的监控下进行整个孕期的保健。一般来讲，乳腺癌伴有腋淋巴结转移者，其术后妊娠预后较差；而无腋淋巴结转移者则预后较好。妊娠期间乳腺癌又有复发倾向时，应根据情况遵医嘱决定孩子的去留。

如何预防乳腺癌的复发

由于乳腺癌的直接病因到现在仍未明了，引起乳腺癌复发的直接原因也不清楚，那么防止乳腺癌的复发也就存在着一定的困难，也就是说，人们不知道它是怎么引起的复发，也就无法防止其发生复发或阻断其复发的某一环节。尽管如此，人们还是发现了一些与乳腺癌预后具有一定相关性的因素，如年龄、乳腺癌临床分期、淋巴结转移情况、激素受体情况等，但这些通常都是非人为因素。

对于患者而言，乳腺癌手术以后，在正规医院接受系统治疗和监控是防止复发的关键。特别是原发的乳腺癌手术后第一个5年内，只要条件允许，应该在正规医院（最好是原手术医院）坚持做完全套的治疗，而后遵医嘱定期复查。除治疗外，应做些力所能及的身体锻炼，包括气功等传统功法，以强身健体。此外，还应改掉一些不良生活习惯，如吸烟、酗酒、高脂肪饮食等。相信只要抱着积极乐观的生活态度，顽强地与癌症斗争，定会取得胜利。

乳腺癌患者的家属应当注意些什么

得知自己的亲人患了乳腺癌以后，不能只是难受、痛苦，而是应该保持清醒的头脑，抓紧时间，首先积极诊治疾病。应选择较大的综合医院或正规的专科医院，进行有关检查。在诊断明确，决定下一步治疗方案时，只要条件尚允许，即乳腺癌病期还不算太晚，就应该采取最积极的手段，即手术治疗。因为乳房是位于体表的器官，手术完全切除肿瘤的机会比其他内脏器官相对要多一些，因此，只要还能手术，一定要争取手术切除。术后应鼓励患者坚持做完放、化疗或内分泌治疗，可服用中药或配合其他传统医学疗法，扶正祛邪，争取彻底治愈癌症。不要迷信有些不实的宣传，相信科学比企盼出现奇迹更现实，也更可靠。

在患者面前，应能够很好地控制自己的情绪，不要让患者感觉到家属的焦虑、痛苦与悲伤，用积极向上的情绪影响患者，鼓励她与疾病做斗争。当患者得知自己的病情后，必然会感到沮丧，有些患者可能相当悲观，甚至感到绝望。在这种情况下，家属应能够及时体察到其情绪变化，经常开导、劝解患者，帮助她解开思想上的结，用乐观的态度去面对现实。

俗话说，久病床前无孝子，患有较重的慢性病对于其本人及家属都会带来一定的负担，时间长了，患者本人的性情会有一些改变，家属也难免有无助且无奈的感觉，这时，就需要家属多做一些努力了。要更多地设身处地地为患者考虑，忍辱负重，帮助自己的亲人渡过难关，营造良好的家庭气氛，让患者充分享受生活的美好，树立信心，与病魔争夺生命。

何谓乳腺癌癌前病变

在癌瘤充分形成之前，局部组织必定有某些形态改变，作为前驱表现，由轻到重，逐步积累，终于发展成具有明显的恶性特征的肿瘤表现。这种发生于癌瘤之前的局部组织形态异常，但又不足以诊断为恶性肿瘤的病理变化，病理学上称为癌的前驱表现，临床上习惯称为"癌前病变"。

关于乳腺癌癌前病变的概念，迄今为止并不十分明确。以往，通过临床前瞻性研究，发现乳腺增生症患者其后发生乳腺癌的比率较一般妇女高，从而认为乳腺增生症属于乳腺癌癌前病变。然而近年来，国内外学者大多认为单纯的乳腺增生症并不发生癌变，主要是在导管上皮高度增生及非典型增生的基础上发生癌变，因此，将上皮高度增生及非典型增生视为癌前病变。但也有人认为凡患有良性乳腺病有上皮增生者，不论其是否有不典型变，因其可使患乳腺癌危险性升高，均应予以严格监控。尽管有学者至今认为，没有足够的、过硬的证据表明上皮非典型增生就是癌前病变或就是癌变的信号，但有一点认识是共同的，那就是应将患非典型增生的妇女作为高危人群来长期监控。另外，也有一些学者认为导管内乳头状瘤及乳腺大囊肿亦有较高的癌变率。因此，可以认为乳腺癌癌前病变是指乳腺小叶或导管系统上皮细胞的高度增生及非典型增生性病变。

癌前病变一定能发展成癌吗

对乳腺非典型增生与乳腺癌的关系的研究中，学者们发现，乳腺癌演变途径为：腺病—上皮增生—不典型上皮增生—原位癌。从而认为乳腺不典型上皮增生是乳腺癌演变过程中的一个重要阶段，是癌前病变。通过组织形态学研究，对癌前病变进行病理分级。有学者研究表明，非典型增生程度愈高，发生癌变的危险性也就愈大。当非典型增生程度较高与早期癌难以鉴别时，有学者指出，肌上皮细胞有无非典型增生可能有一定鉴别意义。他们发现在乳腺癌组织中肌上皮都有明显的异型性，而在腺上皮出现非典型增生时，增生的肌上皮细胞却未见不典型性。这种现象提示当增生的肌上皮细胞无不典型性时，良性病变可能性大。也有学者认为，必须把病理诊断与流行病学及临床资料结合起来，才能制订出最为适当的治疗方案。对于那些乳腺非典型增生患者伴有乳腺癌高危因素者均应予以严格地、长期地监控，特别是那些伴有乳腺癌家族史者。此外，有学者对乳腺 X 线实质分型来预测发生乳腺癌的危险性，其中 Wolfe 分型法中的 P2、Dy 型、徐氏分型法中的Ⅲc、Ⅳc 型乳腺均为危险类型，亦应对病理诊断为非典型增生而 X 线实质分型属上述类型者进行重点随访。近年来，肿瘤标记物的研究也为识别那些有可能转变为癌的癌前病变提供了新的思路和方法，是大有前景的。

如何实现乳腺癌的早期诊断

由于早期乳腺癌的概念已有更新，已由原来的临床Ⅰ期癌及尚未发生腋淋巴结转移的Ⅱ期乳腺癌变为微小癌及 T0 癌，所以早期乳腺癌的检出确实有一定难度，需要临床医师具有丰富的专科知识、认真负责的工作态度及早期诊断的意识，更需要患者早发现、早就医。怎样才能及时发现异常变化呢？特别是对于那些临床没有任何症状体征的 T0 癌，早期诊断就更为困难了。在这种情况下，只有通过规律的每月一次的乳腺自我检查、有计划有组织的大范围乳腺普查以及定期在固定的专科医生处检查，才有可能发现。

　　建议，35 岁到 45 岁的女性，应除作规律的乳腺自我检查之外，每半年到一年在固定的专科医生处检查一次，如无特殊变化，仅作临床体格检查即可。45 岁以上的女性，特别是那些有各种乳腺癌易患因素的女性，如月经初潮年龄较早、绝经年龄较晚，初产年龄在 35 岁以后或未育，既往有良性乳腺疾病史及有乳腺癌家族史等，应每半年在固定的专科医生处检查一次，除常规的临床体格检查之外，尚需每年行乳房钼靶 X 线摄片一次，以尽早发现临床触摸不到的病变。乳腺普查应以乳腺癌易患人群为重点监测对象，应为其建立监测档案，设立专门机构，对这些易患人群实施定期的、有计划的追踪。

　　对于临床医生来讲，能够在适当的时机应用适当的一种或几种检查手段，做出正确的判断，是提高乳腺癌早期诊断水平的根本保证。由于乳腺位于体表，所以触诊是最重要的手段之一。正确的检查方法可以更多地发现早期乳癌。不少学者认为体格检查仍是乳腺癌诊断中最好的至少也是与其他方法同样重要的检查方法。而且，只有通过体格检查，才有可能发现可疑病例和选择适当的进一步的检查方法。因此，可以说体格检查是发现早期乳癌的首要环节。

　　除了应掌握常规的体检方法之外，应强调以下 3 点。

　　（1）了解乳腺癌流行病学特征，认真查询病史，发现和重视乳腺癌易患人群。

（2）注意选择在月经周期中的最佳时相进行乳腺检查，一般认为，在月经来潮以后的第 9 ~ 11 天为最佳时间，因此时内分泌激素对乳腺的影响最小，乳腺处于相对平静状态，乳腺如有病变或异常，此时最易发现。

（3）仔细观察乳腺的细微异常征象，必要时可采用一些能够加强体征的方法进行检查，如早期乳癌引起的皮肤粘连，由于十分轻微而常常被忽略，此时需在良好的光照下，用手轻轻抬起整个乳房，增加乳腺皮肤的张力，在病灶的上方即可见到轻微的皮肤皱缩、牵拉引起的微小凹陷。

在临床体检发现可疑之后，如何选择进一步的检查手段呢？一般来讲，首选 X 线摄影检查，因为在目前常用的各种检查方法中，此法占有明显优势。据报道，乳腺癌 X 线摄影与病理诊断符合率可达 91% ~ 95%，许多临床触摸不到的病变常被检出。在对乳腺 X 线诊断中，应注重小的钙化点及局部阴影的出现。有学者指出，在乳腺定期连续摄片复查过程中，如局部出现新的致密影，则是诊断早期乳腺癌的一个高度正确的 X 线征象。在诊断乳腺小癌肿时，间接征象仅起次要作用。对丰满乳房，临床体检发现可疑时可使用超声检查以进一步明确诊断。在临床体检及影像检查结果均为可疑，但又不能明确病变性质时，可进行细针穿刺吸取细胞学（即针吸）检查。有报道针吸检查的病理诊断符合率约为 80% 左右。当然，在高度疑为癌肿时，可行切取或切除活检，直接予以病理诊断。由于乳腺癌各种早期诊断方法各具所长，但又无一完美无缺，所以，目前仍提倡联合诊断方法，即将各种检查方法适当组合。一般认为，临床体检 +X 线摄片 + 针吸为最佳联合诊断方法，其病理诊断符合率可达 92% ~ 99%。因此，可以说，联合诊断的优势是确切的，应予以大力提倡并推广。

在乳腺普查工作中，可使用热图、透照、超声检查等对人体无创伤、无放射损害的手段进行初筛，但检查手段与病理诊断符合率不太高，常常会出现假阳性或假阴性结果，因此有学者仍主张用低放射剂量的钼靶 X 线摄片普查。由于现代摄影装置的不断改进，现已使受检查者的吸收剂量每次检查（包括侧位和轴位两个投照位置）低到 3×10^{-3} ~ 8×10^{-3} Gy，而这种放射致癌的危险性已接近自然发病率。这就为乳腺钼靶 X 线摄影也能广泛用于普查创造了条件。但放射损害虽然较小，仍不可完全避免，因此那些年纪比较轻的以及处于妊娠期或哺乳期的女性除非必须，否则不要轻易用 X 线摄影作为普查的常规手段。在判断普查结果时，要结合临床病史、体格检查及其他检查的结果来综合判断，不要匆匆下结论，以免造成错误的诊断。

今后应进一步加强研究工作，临床与基础相结合，优化组合各种早期诊断方法，提高乳腺癌早期检出率；积极研制开发新的诊断仪器、诊断技术和诊断方法，如纤维乳管内窥镜的应用等；加强癌前病变的研究，积极寻找对早期乳腺癌具有高度敏感性和特异性的肿瘤标记物。

第 6 章

预防保健

运动饮食习惯好，远离疾病活到老

饮食中注意些什么可使乳房更健美

首先，应保证充足的营养，不提倡盲目的节食减肥。提倡食用含有身体所必需的热量的食物。其次，饮食中的蛋白质、维生素及微量元素等物质，可以促进乳房的正常发育，尤其是在青春期时，应摄入足够量的营养物质，以保证乳房能发育得完全而漂亮。

乳腺癌流行病学研究表明，之所以北美及西、北欧的一些国家乳腺癌发病率明显高于其他国家和地区，可能与当地的饮食习惯有关，如食用过多的奶制品及肉食等。过高的脂肪摄入量会增加乳腺癌的危险性。因此，应在保证身体必需的热量的前提下，尽量多食用蔬菜及谷物。我们东方的饮食习惯一向是以谷物为主，蔬菜及肉食为辅。然而，近年来，随着人们生活水平的提高及与国外交往机会的增多，国内人也愈来愈多地食用肉食及奶制品。这种倾向在提高了身体素质的同时，也提高了某些肿瘤的发病率，如大肠癌及乳腺癌，因此应引起足够的重视。

哪些身体锻炼可使乳房更健美

对于乳腺而言，上肢及胸部的锻炼更为重要。健康的育龄妇女应经常以各种方式活动上肢及胸部，充分使上肢上举、后伸、外展及旋转，并经常做扩胸运动，使整个上半身看上去结实而丰腴，胸部肌肉健美，这是乳房健美的前提。特别是产后哺乳的妇女，哺乳完成后常有不同程度的乳房萎缩、下垂，更应积极健身，通过胸部锻炼使乳房部的肌肉坚实而健美，韧带拉力增强，可减轻其乳腺腺体萎缩造成的下垂等。乳腺手术后的女性，在手术创口愈合后，亦应积极锻炼，尤其是乳腺癌术后的患者，在行乳腺癌根治术后，上肢锻炼是减少术后并发症的一个有效措施。

身体锻炼随时、随地可做，不必非要在特定的时间及健身房中才做；身体锻炼不拘形式，不必非得做有名目的健身操。因此，无论是什么样的身体锻炼，只要是能够达到充分活动上肢及胸部肌肉的目的，都会使乳房更加健美。

性生活对乳腺的影响

许多育龄妇女在一生中都发生过一次或几次自然流产或人工流产。那么，流产及流产次数、流产发生时的年龄是否与乳腺癌的发生有关呢？目前，有关这方面的研究尚存在着争议。有学者报道，初产前的早期流产（妊娠不足3个月时的流产）可能增加乳腺癌危险性，但这一说法仍需进一步证实。

不论流产对乳腺是否有影响，流产本身总会对身体带来一些损伤。早孕期的女性应注意营养和休息，免受外伤，尽量不服用各种药物，以避免发生流产。由于人工流产是避孕失败后不得已而为之的手段，因此，仍强调有效的避孕是减少人工流产的关键。应提倡优生优育，提倡积极有效的避孕，尽量避免自然流产及人工流产的发生。

中年妇女乳房保健应注意些什么

一般来讲，将35～45岁的女性称之为中年妇女。中年妇女的生活负担及工作负担最重，即所谓的上有老、下有小，在工作单位又是骨干力量，所以常常顾此失彼，每日疲惫不堪。在这种情形下，中年妇女最容易得各种疾病。近年来，乳腺癌的发病已有高峰年龄提前的趋势。因此，中年妇女更应格外注意乳房的保健。

除了在日常生活中需要做到的乳房保健之外，还应特别注意加强锻炼，使自己能在一个相当长的时间内保持良好的体形，这不仅仅是为了爱美，而是因为体形发胖后，患乳腺癌的危险性会有所增加，所以要尽量避免身体发胖。在饮食起居中也应注意，少进食含高脂肪的食物，不吸烟、不酗酒，生活规律，保持心情愉快。另外，认真去做每一次单位组织的体检，如果您从事个体经营或目前下岗在家，则应自己每年安排一次体检，进行全面的身体检查，重点检查乳房情况，特别是既往患有各种良性乳房疾病者，更应重视乳房的体检。平时也应坚持做乳房的自我检查。在健康方面投入的金钱和时间是最值得的。

老年妇女怎样进行乳房保健

绝经后的老年妇女，由于体内雌性激素的减少，其乳房发生了一些变化，如乳房体积变小、松软下垂，皮肤皱襞增加等。这时，应坚持每月一次的乳房自我检查，每年一次到专科医生处进行体检，随时注意乳房的细小变化，发现问题，立即检查治疗。另外，需提醒注意的是，老年妇女应谨慎服用激素替代剂，如果服用则必须在医生的指导监控下进行。

如何做乳腺的自我检查

　　乳腺的自我检查是乳腺癌二级预防的一个重要组成部分，是一种简便易行的检查方法，一般妇女在短期内即可学会。检查时间以每月一次为宜，每次应在月经来潮的第 10 天左右，因为此时乳腺组织受各种内分泌激素的影响最小，乳腺腺体相对来讲比较松软，所检查到的情况不会受生理性因素带来的乳腺组织周期性充血、肿胀等干扰，能够比较真实、确切地反映乳腺组织的病变。由于在一个月经周期中不同时相的腺体组织可以有较大不同，故应切记在每个月的相同时间进行乳腺自我检查，否则，可能会将正常情况当作病变或将真正的病变遗漏，造成假阳性或假阴性结果。对于那些已经手术切除卵巢而没有月经的女性或已绝经的老年妇女来讲，由于没有月经周期中各种激素的作用的影响，所以，可随意选择每月中固定的一天进行自我检查。

　　检查时，首先是视诊。有条件的话，要求上半身完全裸露，直立或端坐于较大的镜子前，面对镜子首先进行观察。需观察乳房各部分的外形轮廓是否自然如常，有无膨出或凹陷；乳房的大小有否改变；乳房皮肤色泽如何，有无红肿、皮疹、溃破、浅静脉怒张、皮肤皱褶、橘皮样改变等；乳头有否抬高、回缩、凹陷，有无异常分泌物自乳头溢出；乳晕颜色有否改变，有无湿疹样改变等。观察中应注意对比两侧乳房的情况，观察其对称性是否存在，特别是两侧乳头是否在同一水平面上等。一般来讲，如果新出现了两侧乳房外观的明显不对称现象，应引起足够的重视。另外，别忘了看看换下来的内衣上面有无乳头分泌物留下来的污渍。

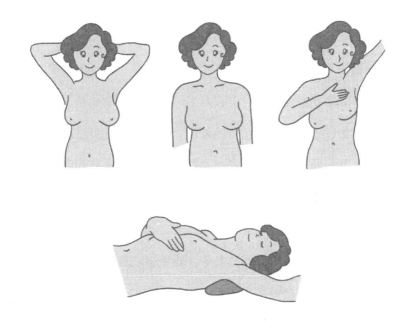

接下来，要进行触诊，也就是说要用手进行检查。应取端坐位或平卧位，如取坐位，两臂应放松，不要夹紧；如取平卧位，应用枕头或衣物垫于肩部下面，使肩部略抬高。将左手手指并拢平坦地放在右侧乳房上面，用除拇指外的四个手指指端掌面轻柔地触摸乳房各部位。注意不要用手指去抓捏乳房，避免将正常的乳腺组织误认为是肿块。将乳房以乳头为中心划水平和垂直两线，分为内上、内下、外上、外下 4 个象限，触摸时手指应从 4 个象限中的任何 1 个象限开始，沿顺时针或逆时针方向运动，检查 1 圈，避免遗漏。如 1 圈检查完后，仍感觉不确切，可再检查一圈。然后，将右手置于左乳之上，用同样的方法再检查左侧乳房。如果检查中发现乳房的某一部位有腺体增厚、结节甚至肿块等变化，应引起重视。也许您会想，即使我触摸到了一个或几个结块，我也不知道它是良性的还是恶性的，怎样判断呢？一般来讲，当于两侧乳房触摸到多个小颗粒状结节，并伴有轻度触痛时，则以乳腺增生病可能性大；当触摸到一侧乳房单发或多发的圆形结节，质韧实，边界清楚，表面光滑，活动度大，则以乳腺纤维腺瘤可能性大；当触摸到单侧乳房单发的不规则形肿块，质地硬，活动差等，要警惕乳腺癌的可能。然后还要检查乳头、乳晕。可用手指轻轻挤压乳头，观察有无液体自乳头溢出，如有浆液性或血性液体溢出，则应到医生处就诊，以及早明确诊断并进行相应的治疗。最后，莫忘记检查两侧腋下。有时，乳房部肿块很小甚至不能触摸到时，即已发生了腋窝淋巴结转移，因此，腋窝的检查非常重要。

如果您近期出现了乳房部的不适感或已知乳房有良性乳腺病而正在治疗中，应在每一次的自我检查时，注意重点检查病变部位，并注意与上个月的情况进行比较，以观察其有否变化，是逐渐好转还是继续加重了。如果自我检查出病变，并经医生确认确实是恶性病变时，也不要惊慌，应面对现实，积极治疗。要知道，也许正是由于您坚持自我检查，才能较早地发现病变，使肿瘤得以治愈成为可能。因此，应持之以恒地进行自我检查，不要怕麻烦，也不要粗心大意。

当然，自我检查代替不了专科医生的检查，在有明显不适感、自我检查发现有乳房部或腋窝部变化而不能确定为何病变时，或患有各种各样的乳房疾病时，应在医生处就诊，在医生的指导下进行自我检查及有关的专科检查。

如何安排乳腺癌患者的饮食起居

在患者治疗间歇回家调养期间，家属应根据患者的身体状况及对治疗的反应做好安排。如果患者术后身体十分虚弱，加之放、化疗后的毒副反应严重，则应以卧床静养为主，先不要急于起来活动，饮食上应予比较容易消化的、合患者口味的、富含各种维生素及微量元素的食物，少食油腻的食物；如果患者术后一般状况尚好，但放、化疗后出现骨髓抑制，即血细胞明显减少时，应尽量减少外出，避免与感冒患者接触，减少发生各种感染的机会，如血小板显著下降，还应避免外伤，避免各种出血倾向；如果患者放、化疗后出现厌食、恶心、呕吐等消化道反应，则应安排少食多餐，予清淡可口食物，吞咽时小口细嚼慢咽，餐后不要平躺，宜半坐卧位，不宜立即活动。

需要提醒注意的是，在对患者的家庭护理及调养过程中，如果发现患者病情有变化，精神较差，经细心照料、护理亦无好转，且有进一步加重趋势时，应及时到医院就诊，以采取相应的治疗措施，避免在家中发生意外。

怎样对乳腺癌患者进行术后护理

患者结束手术，平安离开手术室后，术后护理工作即已开始。术后应密切注意观察患者的血压、脉搏、呼吸、体温等生命体征的变化，观察手术创口的出血及渗血情况，一经发现问题，应及时予以适当的处理。如果术后的最初几天内出现低热、创口疼痛，通常是手术创伤所致，是正常现象，可不予处理，或予对症治疗；若出现高热，且创口疼痛较重，伴有创口局部渗出，则可能为发生了术后感染，应予抗生素治疗。如果术后一般状况良好，则可以适当活动，有利于创口的愈合，减少术后并发症的出现，并能尽早恢复正常生活。术后为了防止患侧上肢淋巴水肿，则应及时进行患侧的上肢锻炼，如患侧手臂上举、外展、内外旋及前后左右摆动等。锻炼需循序渐进，不可急于求成；锻炼需量力而行，不可强力为之；锻炼需持之以恒，不可时断时续。

在乳腺癌患者术后护理中，还需强调心理护理。对于比较敏感的患者，则应避免过多地在其面前分析病情，以免其多疑多虑。避免对患者的一切精神刺激，保证其充足的睡眠和良好的精神状态，以旺盛的斗志去战胜疾病。

怎样对晚期乳腺癌患者进行护理

晚期乳腺癌患者，即指那些临床Ⅲ期以上的、不可手术的病例；或术后发生多处淋巴转移，或随血行发生骨骼及远端脏器转移的病例；或术后发生肿瘤复发的病例。这些患者一般预后较差，时日无多，其中有些已经发生恶液质，有多个脏器衰竭的表现。

面对晚期乳腺癌的患者，一方面，应不放弃每一点希望及曙光，继续进行适当的、积极的治疗；另一方面，一切治疗及护理手段均应以尽可能地减少患者的痛苦为基本原则。如果患者以衰竭的表现为主，则应精心地进行常规护理，避免其生褥疮；如果患者以剧烈疼痛的表现为主，应予强力镇痛剂，如麻醉药，以减少其痛苦。在患者进入最后的弥留之前，应尽量满足其愿望，令其心满意足地离开人世，而不致留有巨大遗憾。